科学降脂

唐 明◎著

汕頭大學出版社

图书在版编目（CIP）数据

科学降脂 / 唐明著. -- 汕头 ：汕头大学出版社，

2025. 6. -- ISBN 978-7-5658-5607-5

Ⅰ . R589.2

中国国家版本馆 CIP 数据核字第 2025BX5808 号

科学降脂

KEXUE JIANGZHI

著　　者：唐　明

责任编辑：汪艳蕾

责任技编：黄东生

封面设计：寒　露

出版发行：汕头大学出版社

　　　　　广东省汕头市大学路 243 号汕头大学校园内　邮政编码：515063

电　　话：0754-82904613

印　　刷：定州启航印刷有限公司

开　　本：710 mm×1000 mm　1/16

印　　张：13

字　　数：205 千字

版　　次：2025 年 6 月第 1 版

印　　次：2025 年 6 月第 1 次印刷

定　　价：98.00 元

ISBN 978-7-5658-5607-5

前言
PREFACE

一位年轻女士注意到眼睑处长出一枚淡黄色略微凸起的斑块，她选择通过医美解决掉它。半年后，该女士突发脑梗，这才知道那枚斑块是黄色瘤，它的出现是血脂异常的信号。

一位 58 岁的老人，体检时已有血脂异常的现象，医生建议他从饮食和运动两方面进行干预，但老人以"上了年纪，血脂高点儿很正常"为由选择忽视。第二年体检时，这位老人已出现显著的脑动脉粥样硬化症状……

这样的案例并不在少数。高血脂并不是那么遥不可及，也并不是没什么大不了的存在，它就像一颗埋入你身体里的"隐形炸弹"。长期摄入高热、高盐食物，加上缺乏运动以及较大的生活压力，都会不知不觉为高血脂打造温床。

目前，高血脂患者数量呈上升趋势，且不再局限于中老年人，年轻人也被卷入其中。因此，全面认识高血脂，积极做好预防与应对措施，已然成为关乎每个人健康的当务之急。

《科学降脂》一书以问答的形式，运用通俗易懂、贴近生活的语言，为广大读者解答了关于高血脂的诸多困惑。高血脂究竟是什么，它为何会在我们体内悄然出现；高血脂有何症状表现，如何诊断；什么情况下需要生活干预，什么情况下需要药物治疗；治疗过程中，如何预防高血脂可能引发的一系列并发症……本书涵盖广大

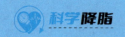

病患在与高血脂"过招"时常遇到的所有问题，并给出了详尽且实用的答案。

　　高血脂的防治，既需要专业的医学手段，更离不开患者积极主动且持之以恒的悉心管理。无论您是已经确诊的高血脂患者，还是患者的家人、朋友，抑或是渴望了解高血脂知识、提前做好预防的健康爱好者，本书都将成为您不可或缺的得力帮手，陪伴您打好这场健康仗。

目录 CONTENTS

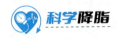

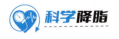

01

认清血液里的隐形"杀手"

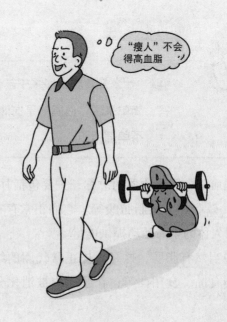

什么是血脂？血浆中怎么会有脂肪？

　　32 岁的小王是个典型的"都市夜猫子"。面对忙碌的工作，外卖成了他三餐的主要选择，汉堡、炸鸡、薯条这类高热量、高脂肪的食物更是他的心头好。小王不但不注重饮食，而且不爱运动。只要一有空闲，他就瘫在沙发上打游戏。

　　最近，小王总感觉视力模糊，但他并没有在意，以为是视疲劳，便去药店购买了缓解视疲劳的眼药水，但没有得到明显改善。有一次，他差点儿因为看不清路牌发生交通事故，这才赶紧去医院检查，结果发现，他是因血脂高影响了眼部微循环，从而出现视力模糊的症状。小王纳闷了，血脂高也算病吗？血脂是什么？血液中也有脂肪？

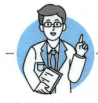

快问快答

问　什么是血脂？血浆中怎么会有脂肪？

答：简单来说，血脂就是血液中所含脂类物质的总称，并不单指脂肪。

　　血脂是血液中脂类物质的总称，主要包括甘油三酯（中性脂肪）、胆固醇（固醇类）、磷脂和游离脂肪酸等。它们正常存在于人体血液中，是细胞的组成成分，为人体的生命活动提供能量。

　　血液中当然有脂肪，这是人体正常代谢的结果。我们日常饮食中摄入的肉类、油炸食品、食用油等，在肠道内被消化分解后，就会以脂肪酸和甘油等形式被吸收进血液。另外，人体自身也会合成脂肪，如肝脏可以利用碳水化合物、蛋白质等原料合成脂肪。这些脂肪进入血浆后，一部分会被运输到各个组织器官，用于满足细胞的能量需求、构建细胞膜等；另一部分则会被储存起来，以备不时之需。

当人体摄入过多高脂肪食物，加上运动量过少、身体代谢功能紊乱或有家族遗传时，血浆中的脂肪含量就会相应升高，导致血脂代谢异常，从而出现高血脂。

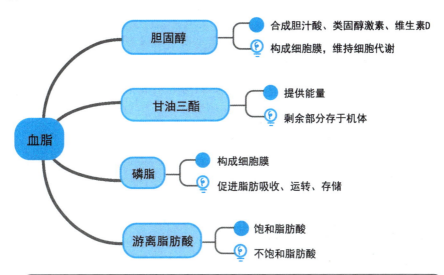

血脂
- 胆固醇
  - 合成胆汁酸、类固醇激素、维生素D
  - 构成细胞膜，维持细胞代谢
- 甘油三酯
  - 提供能量
  - 剩余部分存于机体
- 磷脂
  - 构成细胞膜
  - 促进脂肪吸收、运转、存储
- 游离脂肪酸
  - 饱和脂肪酸
  - 不饱和脂肪酸

知识拓展

胆固醇溶于血液的秘密

胆固醇不溶于水，但可以与脂类物质相溶。它能与载脂蛋白结合形成脂蛋白，如低密度脂蛋白、高密度脂蛋白等。脂蛋白外部是由亲水性较强的物质构成的，这样，胆固醇就能溶于血液，并在血液中运输和代谢，发挥它的生理功能了。

血脂高等于胆固醇高吗？

　　小王仔细盯着血脂报告，发现上面有好几项检查指标，但他只认识"胆固醇"这一项，可胆固醇这一项又划分出好几项，如低密度脂蛋白胆固醇、高密度脂蛋白胆固醇、其他胆固醇。小王越看越迷糊，心里犯起了嘀咕，难道血脂高就是胆固醇高吗？接着，他回想起自己平时喜欢吃炒猪肝、卤猪脑等高胆固醇的食物。如果以后戒掉这些高胆固醇的食物，血脂是否就能降下来呢？这些疑问在小王的脑海里挥之不去。

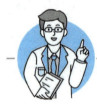

快问快答

问 血脂高等于胆固醇高吗？

　　答：不是，胆固醇只是血脂中的一个组成部分。

　　可以说，胆固醇高是血脂异常的一种表现，并不等于高血脂。胆固醇分为高密度脂蛋白胆固醇（HDL-C）、低密度脂蛋白胆固醇（LDL-C）、极低密度脂蛋白胆固醇（VLDL-C）等不同类型，其中 HDL-C 通常被称为"好胆固醇"，对心血管有保护作用；而 LDL-C 常被称为"坏胆固醇"，过高时会增加患心血管疾病的风险。胆固醇高主要是从血脂检查中的具体项目来判断的，即前面这几种胆固醇指标升高，而血脂高是一种较为宽泛的概念，并不能将两者简单地等同起来。

　　一般来说，总胆固醇水平是评估血脂水平和患心血管疾病风险的重要指标之一。总胆固醇是指血液中所有脂蛋白所含胆固醇的总和，包括游离胆固醇和胆固醇酯。成年人总胆固醇水平应低于 5.2mmol/L，边缘升高水平为 5.2 ～ 6.2mmol/L，高于 6.2mmol/L 则被认为是胆固醇升高。

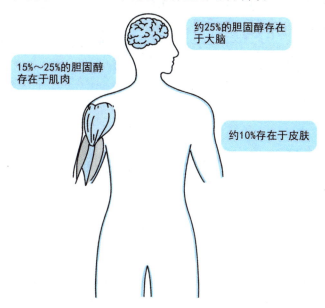

约25%的胆固醇存在于大脑

15%～25%的胆固醇存在于肌肉

约10%存在于皮肤

知识拓展

胆固醇长什么样？

胆固醇是一种白色或淡黄色的结晶性粉末，无味，不溶于水。正常成年人身体内的胆固醇含量一般为每千克体重 2 克，其中，约 25% 存在于大脑，15% ～ 25% 存在于肌肉，约 10% 存在于皮肤，其余分布在骨髓、血液、内脏、淋巴等组织中。

为什么甘油三酯正常，
医生却说我血脂高？

查出血脂异常后，医生告诉小王，他还年轻，是完全可以通过饮食调节的。于是，小王开始遵医嘱严格控制饮食，戒掉高胆固醇食物，减少油腻食物，每天坚持运动。一段时间后，他满怀期待地再次去医院复查，想着血脂肯定能降下来。

拿到报告时，小王一眼就看到甘油三酯的数值已经在参考范围内了，心里一阵窃喜。可当他把报告拿给医生时，医生却皱着眉头告诉他，虽然甘油三酯正常了，但他的总胆固醇和低密度脂蛋白胆固醇还是偏高，血脂依然处于异常状态。

小王满脸疑惑，忍不住问道："我甘油三酯都正常了，血脂怎么还高呢？这到底是怎么回事啊？"

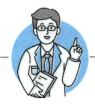

快问快答

问　甘油三酯正常，血脂也会高吗？

答：甘油三酯正常时，血脂也会高。因为血脂包含多项指标，甘油三酯只是其中之一。

甘油三酯是血脂的重要组成之一，也是人体含量最多的脂类物质，主要功能是储存和提供能量。当我们摄入过多的热量，尤其是碳水化合物和脂肪时，身体会将多余的能量转化为甘油三酯，储存于脂肪细胞中。不过，当人体需要能量时，如在长时间禁食、运动等情况下，脂肪组织中的甘油三酯会被分解为脂肪酸和甘油释放到血液中，然后被各组织细胞摄取并氧化分解，为细胞提供能量。

不过，甘油三酯高确实是血脂异常的一种表现。但临床上判定血脂高不能仅仅依据甘油三酯这一项指标，而需要综合考虑总胆固醇、甘油三酯、低密度脂蛋白胆固醇、高密度脂蛋白胆固醇等多项指标。同理，当甘油三酯正常，而其他指标居高不下时，仍可显示为血脂异常。

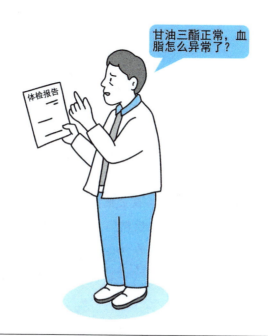

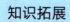

知识拓展

甘油三酯能释放多少能量？

一般来说，1克甘油三酯完全氧化分解所释放的能量约为38千焦，比1克葡萄糖或蛋白质氧化分解所释放的能量多一倍以上，因此甘油三酯是一种高效的能量储备物质。

血脂高等于血液黏稠吗？

　　小王终于明白为什么甘油三酯正常而血脂高了。这之后，他在生活上更加自律，除了坚持健康饮食和规律运动，还定期去医院复查。

　　有一天，小王在网上看到一篇关于血液黏稠危害的文章，文章提到血液黏稠会增加血栓风险，严重时还可能引发心脑血管疾病。小王的心里"咯噔"一下，因为最近他总是头晕，尤其是在早晨起床时晕得厉害，同时还伴有视线模糊。小王不禁想："血脂高就是血液黏稠吧，这些症状不正说明我的血液黏稠了吗？"带着这些担忧，小王决定再次去医院，找医生做个全面的检查，弄清楚自己身体到底怎么了。

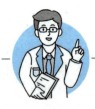

快问快答

问　血脂高等于血液黏稠吗？

答：不是。血液黏稠在医学上称为高黏血症。

　　高黏血症，是指血液中红细胞、血小板等有形成分增多，或血浆中蛋白质、脂质等大分子物质增加，导致血液的黏稠度增高，血流速度减慢的一种病理状态。它是一个综合性的概念，反映了血液的流动性和黏滞性等多种物理特性的改变。而血脂高主要侧重于描述血液中脂质成分的代谢异常。

　　红细胞浓度过高、变形能力下降、血小板聚集性增强等，都可能导致血液黏稠度增加。机体在感染、有炎症等情况下，产生的纤维蛋白原等物质增多，也可导致血液黏稠度增加。

虽然血液黏稠并不一定是由血脂高引起的，但二者之间的确存在一定关联。当血脂升高，尤其是甘油三酯和低密度脂蛋白胆固醇升高时，会使血浆中的脂质颗粒增多、增大，增强血液的黏滞性，导致血液黏稠。

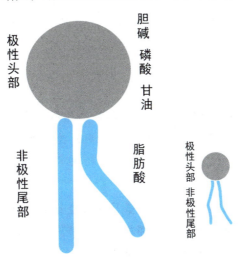

知识拓展

磷脂是什么？

简单来说，磷脂是一类含磷的脂质化合物，是生物膜的重要组成部分。磷脂分子的"头部"具有亲水性，而"尾部"具有疏水性，这种特殊的结构让它在维持细胞结构和功能、参与细胞信号传导以及乳化脂肪等生理过程中发挥重要作用。通常，磷脂又包括卵磷脂、脑磷脂等。

高血脂是吃出来的吗？

自从体检发现血脂偏高后，小王整个人都不开心了。他戒掉了一切自己爱吃的东西，如炖猪脑、红烧肉、糖醋排骨、油炸小酥肉、羊杂汤等。现在，他只吃蔬菜、水果和粗粮，用他的话说，"每天啃食绿化带"。

坚持一段时间后，小王再次去医院复查血脂，结果却让他大失所望，血脂并没有如他期望的那样明显下降。小王满脸困惑，心里不禁犯起了嘀咕："我都已经这么严格控制饮食了，怎么血脂还是降不下来？血脂难道不都是吃出来的吗？那它到底是从哪儿来的？"带着这些疑问，小王决定找医生好好咨询一番，以寻求真正能解决问题的办法。

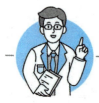

快问快答

问 血脂是吃出来的吗？血脂的来源有哪些？

答：饮食的确是血脂的一个重要来源。血脂的来源主要分内源性和外源性两方面。

日常饮食中摄入的动物脂肪和植物油经过消化吸收后，会以不同形式进入血液，成为血脂的一部分。这是血脂的外源性来源。

胆固醇主要来自动物性食物，如动物内脏、蛋黄、蟹黄、鱼子等。甘油三酯主要来源于食用油（如猪油、牛油、菜籽油、大豆油等）以及各类坚果、油炸食品、糕点等。例如，油炸薯条、炸鸡等食物含有大量的油脂，摄入后会使血液中的甘油三酯水平升高。

人体自身，尤其是肝脏和小肠也会合成血脂，这是血脂的内源性来源。

肝脏是胆固醇合成的主要场所，体内胆固醇约80%由它合成，10%由小肠黏膜细胞合成。

甘油三酯则在肝脏和脂肪组织中合成。肝脏可以利用葡萄糖、脂肪酸等原料合成甘油三酯，然后以极低密度脂蛋白的形式分泌到血液中。

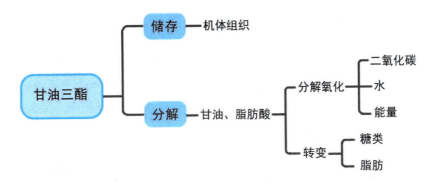

知识拓展

人是怎么变瘦的？

一般情况下，人体最先由葡萄糖供能，当葡萄糖供能不足时（如长期饥饿或寒冷），才会动用脂肪组织中的甘油三酯。当甘油三酯分解为甘油和脂肪酸后，甘油可以通过身体的代谢转化为葡萄糖供能，而脂肪酸则直接被分解为能量。这个过程就是将机体储存的脂肪调动起来变成能量消耗掉，而人就是这么变瘦的。

血管中出现的斑块
是什么？

最近，小王单位组织体检，他特别标注了自己患有高血脂。于是医院特意安排他做了血脂的相关检查，还加了一项血管超声检查。小王先是不解，为什么要做血管超声，但检查结果出来后，医生表情凝重地告诉他，他的血管里已经出现了一些小斑块。

小王满脸疑惑，血管里怎么会有斑块？这些斑块到底是什么东西？是血脂高引起的吗？会不会很危险？

小王原本以为只要控制好血脂就万事大吉了，没想到又冒出了新问题，这些未知让小王心里更加不安，他迫切希望有人能详细解释一下，帮他了解他的身体状况。

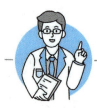

快问快答

问 血管中出现的斑块是什么？

答：血管中出现的斑块叫血管斑块，它的形成是一个复杂的过程，高血脂是其中一个较为重要的危险因素。

高血脂、高血压、吸烟、糖尿病，会导致体内氧化应激水平升高，产生大量自由基。自由基有很强的氧化性，它们会攻击低密度脂蛋白胆固醇，使其改变分子结构，形成氧化型低密度脂蛋白（Ox-LDL）。然后，这些氧化型低密度脂蛋白表面的电荷和结构发生变化，变得更容易被巨噬细胞表面的清道夫受体识别并吞噬，形成泡沫细胞，这是血管斑块形成的关键步骤。

高血脂还容易引发炎症反应，吸引单核细胞、淋巴细胞等炎症细胞聚集在血管壁，使血管内皮受损，为脂质沉积和血小板黏附提供机会，从而导致血管斑块形成。

类风湿性关节炎、系统性红斑狼疮等自身免疫性疾病引起的炎症反应也是血管斑块形成的诱导因素。另外，年龄增长、缺乏运动、肥胖、精神压力大、遗传等，也与血管斑块的形成密切相关。

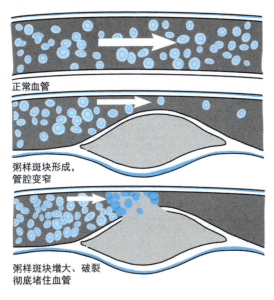

正常血管

粥样斑块形成，
管腔变窄

粥样斑块增大、破裂
彻底堵住血管

知识拓展

脂蛋白和载脂蛋白

脂蛋白是由脂质和蛋白质组成的复合物，脂类物质形成脂蛋白后才能溶于血液，在血液中运输。脂蛋白包括乳糜微粒、极低密度脂蛋白、低密度脂蛋白、高密度脂蛋白等。

载脂蛋白是脂蛋白中的蛋白质部分，负责结合和转运脂质、调节脂蛋白代谢关键酶的活性、参与脂蛋白受体的识别等。

高血脂就是高脂血症吗？

在公司里，小王和同事聊起自己的身体状况，同事听后惊讶地说："你这血脂问题，不就是高脂血症嘛！"可小王有些疑惑，因为之前医生只说他血脂异常，从没提过高脂血症。

小王忍不住琢磨："为什么医生没说我是高脂血症呢？高血脂就是高脂血症吗？这两者之间到底有没有区别？是医生误诊了，还是这两个概念有什么不同之处？"这些新冒出来的疑问让小王心里又犯起了嘀咕，他决定找个时间再去问问医生，好把这些疑惑彻底弄清楚。

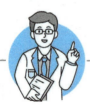

快问快答

问 **高血脂就是高脂血症吗？血脂异常又是怎么回事？**

答：高血脂和高脂血症是一回事，但血脂异常不同于高脂血症。

人们平时所说的高血脂，其实是一个较为笼统的概念。简单理解，就是血脂高了。血脂又包括很多不同的指标，如胆固醇、甘油三酯等，而胆固醇又分为"好胆固醇"和"坏胆固醇"。这些指标中某一项低了或正常，就不能算高脂血症，所以又有血脂异常一说。

一般来说，人们所说的高血脂和高脂血症是一种病，都是指血液中脂肪浓度增高而形成的一种能导致血管硬化、冠心病和脑梗死等并发症的疾病。

血脂异常则是另外一个概念，不能等同于高血脂或高脂血症。高脂血症是指血浆中胆固醇和甘油三酯升高，血脂异常可以是血浆中各种脂类组分的升高，也可以是某些脂类组分的降低。有些脂类组分降低同样能导致心血管疾病，如高密度脂蛋白降低。

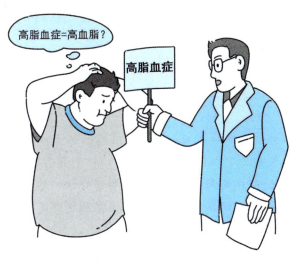

知识拓展

健康人的血脂变化

　　评估一个人的血脂水平是否健康，还要结合年龄和性别，因为健康人的血脂也是因人而异的。男性血脂水平一般在 20 岁以后逐渐升高，40 岁以后趋于稳定或继续上升；而女性在绝经前血脂变化相对平稳且一般低于同龄男性，绝经后（50 岁左右），由于雌激素水平下降等原因，胆固醇、甘油三酯等血脂水平会逐渐升高，可能超过同龄男性。

胆固醇越低越好吗？

为了彻底解决血脂问题，小王一有时间就查阅各种资料，还常常和身边的人讨论。一次在小区里遛弯，他和邻居聊起自己的情况，邻居热心地说："血脂高主要就是胆固醇在作怪，你可得想法子把胆固醇降下去。"小王记在了心里，心想既然胆固醇是血脂高的"罪魁祸首"，那肯定是胆固醇越低越好。

正在准备降胆固醇食谱时，小王无意中看见一个帖子，帖子上说血脂各项指标很复杂，胆固醇还有好坏之分，并不是越低越好。小王又犯了嘀咕，怎么胆固醇还分好坏？难道不是越低越好吗？小王认为不能贸然行动，决定咨询专业医生，把这个问题问个清楚。

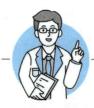

快问快答

问 胆固醇不是越低越好吗？

答：胆固醇在人体多个生理过程中发挥着关键作用，并非越低越好。

胆固醇是细胞膜的重要构成，能协同磷脂维持细胞膜的流动性与稳定性，保障细胞正常运转。一旦胆固醇水平过低，细胞膜会变脆弱，从而降低细胞抵御有害物质的能力。胆固醇是合成胆汁酸、维生素 D 和多种激素的原料，过低不但会影响消化吸收系统，还会干扰内分泌和生殖系统。胆固醇过低还会导致血管壁变脆弱，一旦患者有高血压情况，很容易出现脑出血。胆固醇过低还可能影响细胞生长调控、削弱免疫功能，甚至导致情绪抑郁、记忆力下降。

胆固醇分为"好胆固醇"和"坏胆固醇"。"好胆固醇"就是高密度脂蛋白胆固醇，能将血管壁中的胆固醇转运到肝脏进行代谢，减少胆固醇沉积，降低患心血管疾病的风险，所以高点好。"坏胆固醇"则是指低密度脂蛋白胆固醇，水平不能太高，因为它容易被氧化修饰，沉积在血管壁，引发炎症反应，促进动脉粥样硬化斑块形成，增加患心血管疾病的概率。

　　所以，胆固醇过高或过低都不好，保持平衡才是关键。如果出现血脂异常，需要在医生的指导下合理控制胆固醇。

总胆固醇	低点好
甘油三酯	低点好
低密度脂蛋白胆固醇	低点好（坏胆固醇）
高密度脂蛋白胆固醇	高点好（好胆固醇）

知识拓展

胆结石

　　当胆汁变成结晶附着在胆囊或胆管中，就形成了胆结石。常见的胆结石就是因胆固醇过高形成的。当胆汁中的胆固醇、胆盐和卵磷脂等成分比例失调，胆固醇含量过高时，就可能析出形成结晶，这些结晶逐渐聚集，形成结石。

血脂升高会有感觉吗？

又到了去医院复查的日子，小王早早来到医院，坐在候诊区等待叫号。百无聊赖之际，他听到旁边几个病友在热烈地讨论着。

一位大爷皱着眉头说："我最近总觉得浑身没劲儿，还头晕得厉害，寻思着是不是血脂又高了，赶紧来复查看看。"另一位大妈则搭话道："我和你不一样，我最近感觉身体轻快了些，之前血脂高，现在就想查查是不是降下来了。"

小王越听越迷惑，自从查出血脂高后，一直遵医嘱调整饮食、加强锻炼，可身体并没有什么特别明显的变化，既没有感觉不适，也没觉得有变好的迹象。他不禁在心里犯起了嘀咕："为什么他们能感觉到血脂的变化，我却什么感觉都没有呢？难不成每个人的身体反应不一样？"

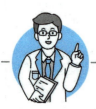

快问快答

问 **血脂升高到底会不会有感觉呢？**

答：血脂升高是否有感觉因人而异，但血脂升高到一定程度或长期处于高血脂状态，可能会出现一些容易被察觉的改变。

黄色瘤：眼睑周围、肘部、膝盖、臀部等部位出现的一种橘黄色、黄色或棕红色的丘疹、结节或斑块，这就是黄色瘤。它是由于血脂过高，脂质在皮肤下沉积形成的。

掌纹改变：高血脂患者的手掌纹路可能会出现加深、增多、呈黄色的现象，尤其小鱼际处的掌纹变化明显。

角膜弓：高血脂患者眼球边缘出现的灰白色或白色的环状结构，这是由血液中脂质沉积在角膜边缘所致，又可叫作老年环。

头晕乏力：血脂升高会使血液黏稠度增加，血流速度减慢，导致大脑等重要器官供血不足，从而引起头晕、困倦、乏力等症状，在早晨起床后或饭后可能更为明显。

腹痛：如果高血脂导致了急性胰腺炎等并发症，患者可能会出现剧烈的腹痛，常伴有恶心、呕吐等症状。

肢体麻木：长期高血脂可引起周围血管病变，影响肢体的血液循环，导致肢体出现麻木、发凉、疼痛等症状，严重时可能出现间歇性跛行。

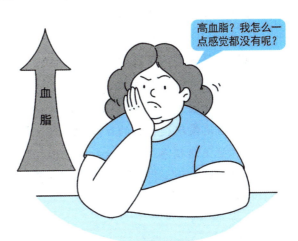

不过，以上症状并非高血脂所特有的，其他疾病也可能导致类似表现。因此，不能仅凭症状来判断血脂是否升高，应定期进行血脂检测。

知识拓展

血液中的中性脂肪

甘油三酯还有个别称，叫"中性脂肪"。因为它是三个脂肪酸分子和一个甘油分子结合的产物，因此又叫三酸甘油酯。

我很瘦，也会得高血脂吗？

　　38岁的小林虽然没少吃油腻和高热量的食物，但身材一直很好，她对自己的健康很自信。然而，最近一段时间，她总感觉头晕乏力，一开始以为是工作太累没休息好，就没太在意。可这种症状越来越频繁，严重影响了她的工作和生活。

　　无奈之下，小林来到医院就诊。医生听完她的症状描述后，建议她做个全面的体检，其中就包括血脂检查。拿到检查报告后，她才惊讶地发现，自己的血脂指标竟然超出了参考范围。

　　她满脸疑惑地问医生："我这么瘦，怎么会得高血脂呢？我还以为只有胖人才会得这种病。"医生微笑着耐心解释道："高血脂可不仅仅和胖瘦有关……"

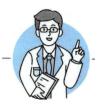

快问快答

问　我很瘦，也会得高血脂吗？

答：高血脂和胖瘦有一定关联，但并不绝对，不能简单地认为胖人就一定会得高血脂，瘦人就一定不会得。

　　肥胖人群的确更容易出现高血脂，因为肥胖者通常会摄入过多的热量，这些热量会以脂肪的形式储存起来，而脂肪会导致身体代谢紊乱，进一步影响脂肪代谢，使肝脏更多地合成甘油三酯，同时又降低脂蛋白脂肪酶的活性，导致过多的甘油三酯无法分解代谢，因此血液中的甘油三酯水平升高。

　　另外，过多的脂肪必然会释放大量的游离脂肪酸，待它们进入肝脏后，会促进极低密度脂蛋白的合成和分泌，从而进一步加重高血脂。

　　通常来说，体形偏瘦的人身体没有过多的脂肪堆积，身体代谢负担较小，如果能在此基础上做到均衡饮食、适量运动，相对更容易维持健康的血脂水平。不过，这也并不是绝对的，瘦人也会因为遗传、疾病、生活方式、饮食习惯、药物等因素得高血脂，如家族性高胆固醇血症、甲状腺功能减退症都可引发高血脂。

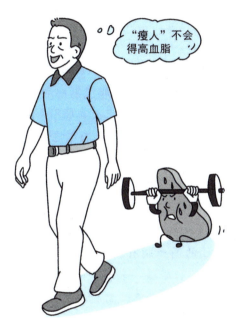

知识拓展

什么是极低密度脂蛋白

　　脂蛋白是根据密度来分类的，极低密度，说明它的密度比其他脂蛋白（如低密度脂蛋白、高密度脂蛋白等）更低，所以它被称为"极低密度脂蛋白"。虽然极低密度脂蛋白含有的蛋白质相对较少，但含有较多的甘油三酯等脂质，所以密度较低。

高血脂会遗传吗？

在医生的耐心讲解下，小林才知道，高血脂不仅仅和胖瘦有关，生活习惯、疾病、遗传等因素都可能导致血脂升高。虽然她身材苗条，但如果平时爱吃高热量食物，也对血脂有影响。

小林心想："我平时也锻炼，只是偶尔吃点儿高热量食物，应该不至于影响这么大吧？"

从医院出来后，在候诊大厅休息时，她听到旁边一对母女的对话。母亲说："唉，我这高血脂就是遗传你外婆的，怎么注意都没用。"这话一下引起了小林的注意。她想起爷爷之前因为血脂高住过院，这会不会和自己的高血脂有联系呢？纠结许久，小林决定再次联系医生，在电话里，她带着一丝紧张问道："医生，我想问问，高血脂会遗传吗？我爷爷就血脂高，而且印象中，我爷爷也不胖？"

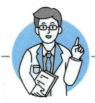

快问快答

问　**高血脂会遗传吗？**

答：高血脂的确具有一定的遗传倾向。

遗传因素导致的高血脂主要有家族性高胆固醇血症、家族性异常 β - 脂蛋白血症、家族性高甘油三酯血症。

家族性高胆固醇血症以低密度脂蛋白受体基因（LDLR）、载脂蛋白 B 基因（ApoB）或前蛋白转化酶枯草溶菌素 9（PCSK9）突变为主要诱因，致使肝脏细胞表面的低密度脂蛋白受体功能异常或数量减少，血液中低密度脂蛋白胆固醇无法正常清除而大幅升高。

家族性异常 β–脂蛋白血症，又叫高脂蛋白血症Ⅲ型，是载脂蛋白 E（ApoE）基因的突变使它的结构和功能出现异常，导致富含甘油三酯的脂蛋白代谢受到阻碍，而引发血脂升高。

家族性高甘油三酯血症，是因为脂蛋白脂肪酶（LPL）基因、载脂蛋白 CⅡ（ApoCⅡ）基因等发生突变，使甘油三酯代谢途径受阻，无法及时分解，最终导致血液中甘油三酯水平显著上升。

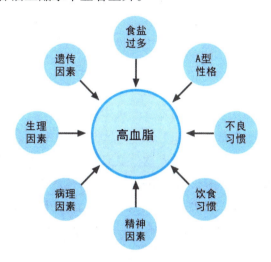

知识拓展

高血脂的遗传率有多高？

家族性高胆固醇血症：父母一方携带致病基因，子女的遗传概率达 50%。

家族性高甘油三酯血症：在常染色体隐性遗传中，个体需要同时从父母双方各继承一个致病基因才会发病；在常染色体显性遗传中，只要个体的常染色体上有一个致病基因，就会表现出疾病症状。

为什么说高血脂是中年人的健康杀手？

自从得知自己血脂高后，小林便严格控制饮食，并加大了运动量，本以为一切都在往好的方向发展。可最近，她总感觉胸口发闷，爬几层楼梯就气喘吁吁，晚上还经常失眠。

小林的妈妈发现她状态不佳，关心地询问。于是小林告诉妈妈实情，妈妈皱起了眉头，满是焦急与担忧："你年纪也不小了，正经八百地步入中年了，可不能大意。我记得你爷爷就是在这个年纪查出高血脂。怪不得人家说高血脂是中年人的健康杀手呢。"

小林听后心里"咯噔"一下，联想到自己最近的身体状况，更焦虑了。她忍不住琢磨："为什么高血脂对中年人威胁这么大？它到底会对我身体造成多大的危害？会不会像爷爷一样突发严重的疾病？"

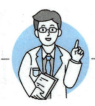 **快问快答**

问 高血脂是中年人的健康杀手？

答：是的，高血脂虽然看似不严重，但不可小觑。

大家都知道，人到中年，身体状态和年轻时相比发生了明显变化，各项机能也开始慢慢衰退。这时候患了高血脂，要格外重视。

如果把血管比作身体里的交通要道，血脂高就好比道路上堆满了杂物。血液里过多的脂质会在血管壁逐渐堆积，形成斑块，导致血管变得又硬又窄。这样一来，心脏供血就会不足，大大增加心肌梗死的发病风险。而且血管堵塞后，脑部供血也会受到影响，严重时可能引发脑梗死，危及生命。高血脂会损害血管内皮细胞，导致血管收缩和舒张功能异常，进而引起血压升高。高血压与高血脂相互作用，会进一步增加心脑血管疾病的发生概率。

高血脂还会导致急性胰腺炎的发病概率上升。急性胰腺炎是一种起病急骤，十分凶险的疾病。另外，中年人常伴有肥胖、糖尿病等代谢问题，高血脂与这些疾病相互作用，共同构成代谢综合征，进一步增加心血管疾病、肾脏疾病等多种慢性疾病的发生风险，甚至影响生活质量，缩短预期寿命。

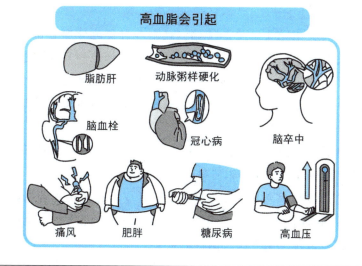

高血脂会引起

脂肪肝　动脉粥样硬化　脑血栓　冠心病　脑卒中　痛风　肥胖　糖尿病　高血压

知识拓展

危险的脑血栓

脑血栓的形成与多种因素相关，高血脂是重要诱因之一。这是因为高血脂会造成血管内脂质斑块堆积，当血管内脂质斑块破裂时，会形成血栓堵塞脑血管，引发脑梗死，轻者表现为肢体瘫痪、言语障碍、认知障碍，重者导致严重的后遗症或死亡。

血脂应该控制在怎样的水平？

妈妈的提醒让小林更加警觉，也更加自律地管理自己的生活起居。她每天精心准备低脂、高纤维的三餐，杜绝一切高热量、高脂肪的美食诱惑。不管工作多忙，她都雷打不动地去健身房锻炼。几个月过去了，小林感觉自己的状态好了很多，不再动不动就头晕乏力，爬楼梯也轻松多了。

小林满怀期待地前往医院复查。拿到检查报告时，小林迫不及待地查看，发现甘油三酯和胆固醇还是高于参考范围。

带着满心的困惑，小林走进医生的诊室。医生认真看完报告后，肯定道："指标下降很明显，看得出来你这段时间很自律，说明饮食、锻炼对你的遗传性高血脂控制很有帮助。"

小林苦笑着说："谢谢医生，可我看这指标还是没在参考范围内，像我这种遗传性高血脂，血脂到底要控制在怎样的水平啊？"

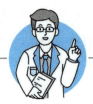

快问快答

问 血脂应该控制在怎样的水平？

答：血脂包含多项指标，不同指标有不同的控制水平，且依据个体的健康状况和风险因素，控制目标也有所差异。

总胆固醇：

合适水平：<5.2mmol/L

边缘升高：5.2mmol/L ≤ TC < 7.2mmol/L

升高：≥ 7.2mmol/L

甘油三酯：

合适水平：<1.7mmol/L

边缘升高：1.7mmol/L ≤ TG < 2.3mmol/L

升高：≥ 2.3mmol/L

低密度脂蛋白胆固醇：

一般人群：<3.4mmol/L

高危人群：患有高血压、糖尿病等，或有吸烟、肥胖等危险因素的人群，通常需控制在 <2.6mmol/L。

极高危人群：已患有冠心病、脑梗死等动脉粥样硬化性心血管疾病的患者，一般要求控制在 <1.8mmol/L。

高密度脂蛋白胆固醇：

男性：≥ 1.0mmol/L

女性：≥ 1.3mmol/L

需要注意的是，以上指标为一般参考范围，实际的血脂控制目标应根据个人具体情况，由医生进行综合评估后确定。对于特殊人群，如老年人、儿童等，血脂控制目标会有所不同。比如，老年人因生理机能变化和多种疾病并存，血脂控制目标可能相对宽松；儿童的血脂控制目标则主要基于其年龄、家族病史等因素来确定。

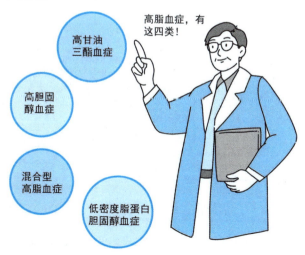

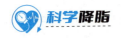

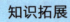

知识拓展

会隐匿的高脂血症

高脂血症本身是一种慢性疾病，其危害在于长期未控制导致的并发症。患高脂血症的人中，有很多人并未察觉。比如，偶尔的头晕乏力、健忘失眠、胸闷等，并不会引起人们的注意。正因为如此，才导致很多人在不知不觉中延误病情，等发现时，血管和器官已经大大受损。

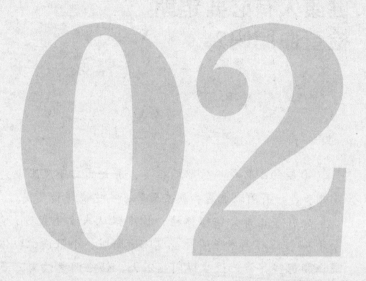

读懂检查报告，早诊断早治疗

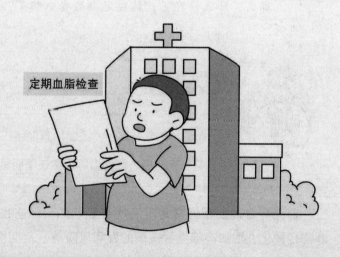

定期血脂检查

健康人有必要定期检查血脂吗？

40岁的小张是一位职场精英，每天的日子风风火火，平时工作应酬多，一有闲暇也是和朋友聚餐，吃吃烧烤和火锅。

公司每年都会组织体检，但小张从来没重视过，总是不参加。今年40岁了，再加上身体感觉不太舒服，小张便配合体检，结果发现血脂有些异常。医生说问题不大，让他调整饮食、多运动，还叮嘱他定期体检。小张一听没什么大问题，只是嘴上应和着，忙起来早把医生的叮嘱抛之脑后。

两年后，小张发现原来合身的衣服变得紧绷，还添了晨起头晕的毛病，这才想起来该体检了。结果，拿到体检报告单的那一刻，小张傻眼了，没想到两年时间，情况已经变得很糟糕。现在，他已经出现动脉粥样硬化，随时有脑梗死的风险。

那么，什么情况下，就要定期检查血脂了？健康人也要定期检查吗？

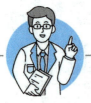

快问快答

问 健康人有必要定期检查血脂吗？

答：有必要，因为血脂异常在早期具有隐匿性，很难发现。

血脂异常的初期通常是没有明显症状的，但它也会损伤身体，如导致动脉粥样硬化、增加心脑血管疾病的发病风险等。定期检查血脂能够及时发现血脂的异常变化，在没有出现症状前就采取干预措施，有助于预防严重疾病的发生。如果及时发现血脂偏高，很可能通过调理饮食起居、增加运动量等方式，就可以避免病情进一步发展。

对于已经确诊为高血脂或正在接受降脂治疗的患者而言，定期检查更有必要，不仅可以帮助医生了解治疗是否有效，是否需要调整药物剂量或治疗方案，还可以评估心血管疾病的发生风险。医生结合患者的年龄、性别、家族病史、血压、血糖等因素，可以更准确地评估患者的心血管疾病发生风险，制订个性化的预防方案。

即便是健康人，血脂结果也可以直观地反映其生活方式是否健康，如是否脂肪摄入过多，是否需要运动，从而做出调整。若血脂水平控制良好，则可以继续保持现有的生活方式。

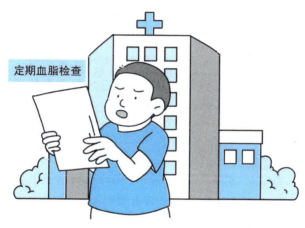

定期血脂检查

知识拓展

检查血脂的频率

一般来说，20 岁以上的成年人至少每 5 年检查一次血脂；40 岁以上的男性和绝经后的女性，每年应进行至少一次血脂检查；有高血脂家族史、肥胖、糖尿病、高血压等高危因素的人群，可以适当提高检查的频率；已经发现血脂异常的，应谨遵医嘱，配合检查。

血脂检查的内容有哪些?

　　小张拿着体检报告，满心焦急地向医生询问接下来该怎么办。医生看着小张的报告，表情严肃，耐心地解释道："你看，你这情况不太乐观。要全面了解血脂状况，不能光查总胆固醇，总胆固醇含量只能反映你血液中所有胆固醇的含量。这样吧，我给你开个单子……"

　　结果，小张拿着医生开的单子，发现上面有好几项内容，什么甘油三酯、低密度脂蛋白胆固醇、高密度脂蛋白胆固醇等。他忍不住问医生这些指标都是什么，医生解释了一通专业术语，听得他更是一头雾水了。

　　最后，他无奈地苦笑着说："医生，您说的这些太专业了，我都有点儿蒙了。您能不能通俗地说说这血脂检查具体都要查些什么呀? 我也想清楚了解自己的问题出在哪里。"小张满脸疑惑，急切地等待着医生的进一步解答。

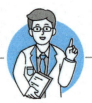

快问快答

问　血脂检查的内容有哪些?

答：医院检查的血脂项目，包括总胆固醇（TC）、甘油三酯（TG）、低密度脂蛋白胆固醇（LDL-C）、高密度脂蛋白胆固醇（HDL-C）。如果做全套血脂检查，还要加上载脂蛋白。

　　总胆固醇是血液中所有脂蛋白所含胆固醇的总和，包括游离胆固醇和胆固醇酯，它能反映人体脂类代谢的总体情况，升高时会增加患动脉粥样硬化等心血管疾病的风险。

甘油三酯是人体内含量最多的脂类，主要功能是为细胞提供能量，过高易引发急性胰腺炎。

低密度脂蛋白胆固醇，也就是人们说的"坏胆固醇"，它会将胆固醇运输到外周组织细胞，若过量会沉积在血管壁，促进动脉粥样硬化斑块形成。

高密度脂蛋白胆固醇，也就是人们说的"好胆固醇"，它具有抗动脉粥样硬化的作用。

载脂蛋白：主要包括载脂蛋白 A1 和载脂蛋白 B，可辅助评估血脂代谢及心血管疾病发生风险。

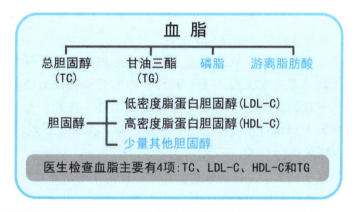

血 脂

总胆固醇　甘油三酯　磷脂　游离脂肪酸
（TC）　　（TG）

胆固醇 —— 低密度脂蛋白胆固醇（LDL-C）
　　　　　高密度脂蛋白胆固醇（HDL-C）
　　　　　少量其他胆固醇

医生检查血脂主要有4项：TC、LDL-C、HDL-C和TG

知识拓展

神秘的载脂蛋白

载脂蛋白有很多种类型，通常可分为 A、B、C、D、E 五类，其中 A 类包括 ApoA I 、ApoA II 等，B 类包括 ApoB48、ApoB100 等，C 类包括 ApoC I 、ApoC II 等，还有特殊的 Apo（a）。有研究发现，ApoE 不但参与胆固醇的运转与代谢，还与阿尔茨海默病有关。

血脂检查前应注意
哪些事项？

　　自从上次体检发现血脂高后，小张便下定决心改善身体状况。眼看复查的日子越来越近，他想着得做点什么让指标好看些。于是，在检查前几天，小张突然加大了运动量，每天下班后都在健身房挥汗如雨，累得气喘吁吁也不肯停下来。

　　到了检查前一晚，或许是运动过量的原因，他感到极度疲惫，躺在床上翻来覆去就是睡不着，再想到明天的检查就更睡不着了。第二天，小张顶着两个黑眼圈，昏昏沉沉地去了医院。抽完血后，他坐在医院走廊的椅子上，心里直打鼓，身体状态这么差，会不会影响检查结果呢？

　　结果终于出来了，医生拿着报告单一脸诧异地说道："怎么脂蛋白这么高？你这是慢性炎症的反应啊。"

　　小张这才坦白自己为了准备检查，有些运动过度，导致浑身肌肉酸疼。医生听后无奈地笑了，说："准备检查可不是这么准备的！"

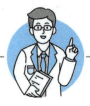

快问快答

问　那么，血脂检查前应注意哪些事项？

答：一般来说，血脂检查前应注意饮食、生活、药物和疾病几方面。

　　在血脂检查前 2 周开始，患者应保持正常饮食，不必刻意节食，更不能暴饮暴食，这样才能准确反映日常血脂水平。血脂检查前 3 天，患者需要避免食用高脂或高胆固醇食物，以避免血脂临时急速升高的情况。

血脂检查一般要求空腹 12～14 小时采血，所以，检查前一天晚上 8 点以后不再进食，这样第二天上午 10 点前采血即可。

血脂检查前 2～3 天不要进行剧烈运动，因为剧烈运动可能会使血脂发生暂时变化，如过度疲劳引起的炎症反应或应激反应，会影响脂蛋白的代谢水平。因此，患者只需要按照平时的活动量进行运动即可。

检查前一晚，患者应保证充足睡眠，避免熬夜。因为熬夜也会影响身体代谢，进而影响血脂水平。

药物和疾病：某些药物会干扰血脂检查结果，如避孕药、某些降压药等，可以提前咨询医生，看是否需要停药，以及停药时间。若患者突发急性疾病，如感染、创伤等，应待病情稳定后再进行血脂检查，以免血脂出现异常波动，影响检查结果。

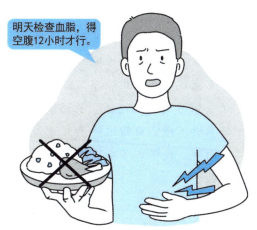

明天检查血脂，得空腹12小时才行。

知识拓展

血脂检查去哪个科室？

血脂检查可以去医院挂心内科或内分泌科。如果没有明显的症状，只是想单纯检查血脂或者需要临时就近检查，那么，可以到提供综合性医疗服务的基层医院做检查，如社区卫生服务中心或乡镇卫生院等。

另外，体检中心也可以提供全面的体检套餐和单项血脂检查。

如何一眼读懂血脂化验单？

　　医生详细地讲解了血脂检查前在饮食、作息、药物等方面的注意事项，小张认真听完，心里踏实了不少。随后，医生开始向小张一点点说明血脂化验单，但"TC""TG""LDL-C"这些专业术语让小张再次陷入迷茫。他忍不住打断医生："医生，您说的这些我好多听不懂。血脂化验单上这么多项指标，有些箭头向上，有些箭头向下，我根本不知道该怎么看？我也想自己能看明白，心里好有个数。"

　　医生笑了笑，放下化验单，准备开启新一轮的科普，但刚说一句就被后面候诊的人打断了……

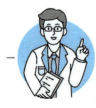

快问快答

问　普通人如何一眼读懂血脂化验单呢？

　　答：其实，血脂化验单只需认准三项指标就好，即总胆固醇（TC）、甘油三酯（TG）、低密度脂蛋白胆固醇（LDL-C）。

　　总胆固醇：正常水平为＜5.2mmol/L。若超过这个数值，提示可能存在脂质代谢异常，增加动脉粥样硬化、冠心病等心血管疾病的发病风险。

　　甘油三酯：正常水平为＜1.7mmol/L。甘油三酯升高常见于饮食中摄入过多脂肪、肥胖、酗酒、糖尿病等情况，也是诱发心血管疾病的危险因素之一，过高时还可能诱发急性胰腺炎。

低密度脂蛋白胆固醇：一般人群 < 3.4mmol/L，而冠心病、高血压、糖尿病等高危人群，通常需 < 2.6mmol/L，甚至 < 1.8mmol/L。如果数值超标，则提示动脉粥样硬化斑块的形成。

一般来说，这三项指标高了，就说明血脂有问题了。当然，不同医院的检测方法和仪器可能存在差异，参考范围也会略有不同，患者需要以化验单给出的参考值为准。如果指标出现异常，应及时咨询医生，医生会结合患者的情况进行综合评估。

从血液化验单看高血脂

分层	甘油三酯 （mmol/L）	血清总胆固醇 （mmol/L）	高密度脂蛋白 胆固醇 （mmol/L）	低密度脂蛋白 胆固醇 （mmol/L）
理想水平	—	—	—	<2.6(100)
合适水平	<1.7(150)	<5.2(200)	—	<3.4(130)
边缘水平	≥1.7(150) 且<2.3(200)	≥5.2(200) 且<6.2(240)	—	≥3.4(130) 且<4.1(160)
升高	≥2.3(200)	≥6.2(240)	—	≥4.1(160)
降低	—	—	<1.0(40)	—

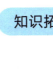

知识拓展

越高越好的好胆固醇

大多数血脂指标，通常是数值越低越有利，只有高密度脂蛋白胆固醇（HDL-C）不同，它是"越高越好"，参考范围一般为男性 ≥ 1.0mmol/L，女性 ≥ 1.3mmol/L，HDL-C 水平越高，越有助于降低心血管疾病的发生风险。如果 HDL-C 水平过低，即使其他血脂指标正常，也可能存在心血管疾病的潜在风险。

为什么"坏胆固醇"
没有给出参考值？

　　小张自从学会看化验单，就更格外关心自己的血脂问题了。这不，他因没时间去医院复查，便就近在社区诊所做了检查。拿到化验单，小张就急切地寻找三项指标，然后一一对照参考值。可他发现这次的化验单上竟然没有低密度脂蛋白胆固醇（LDL-C）的参考值。

　　"这是怎么回事？之前在大医院检查，都有参考值的呀，怎么社区医院没有呢？"小张眉头紧锁，心里满是疑惑。小张想起自己学到的知识，LDL-C 是"坏胆固醇"，对心血管健康影响较大，于是反复查看化验单，确认自己没有看漏。

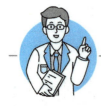

快问快答

问　为什么有的医院没有给出"坏胆固醇"的参考值？

答：这是因为 LDL-C 的参考值不能一概而论，每个人的情况不一样，要求水平不一样。

　　"坏胆固醇"（LDL-C）的理想水平因个体的心血管疾病风险程度不同而有较大差异。对于不同年龄、性别，以及是否患有高血压、糖尿病、冠心病等疾病，是否有吸烟、家族病史等情况的患者，LDL-C 的目标值完全不同。比如，一个没有任何基础疾病的健康年轻人和一个患有冠心病的老年人，他们的LDL-C 控制目标相差甚远。由于这种个体差异过于复杂，医院难以用一个统一的参考值来涵盖所有人，所以有的医院就不会给出固定参考值，而是交由医生根据患者具体情况进行评估。

　　另外，还有一些特殊人群，如孕妇、儿童、老年人以及患有罕见病或多种复杂疾病的患者，LDL-C 的参考范围也与普通人不同，且目前医学上对于这些特殊人群的 LDL-C 参考值尚未完全统一和明确，所以医院可能选择不给出参考值，以避免误导。

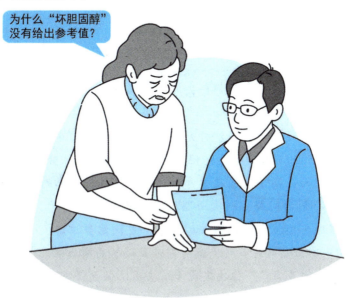

为什么"坏胆固醇"没有给出参考值？

知识拓展

胆固醇的发现

　　1815 年，法国化学家米歇尔·欧仁·谢弗勒尔首次从胆结石中分离出胆固醇。当时虽未明确提出"高血脂"的概念，但对胆固醇的研究是认识血脂的重要一步。之后，随着研究的深入，人们逐渐发现血液中胆固醇等脂质成分与一些疾病存在关联。

一次血脂检查异常就是高脂血症了吗？

　　小赵热爱健身，每天都会去健身房锻炼，饮食上也很注意控制高热量和高脂肪食物的摄入。前段时间，他为了参加一个健身比赛，加大了训练强度，同时额外补充了一些蛋白粉。比赛前体检时，他发现自己的甘油三酯升高了。他十分诧异，自己这么努力保持健康，怎么血脂反而升高了。他在健身爱好者群里询问大家的意见，有人说可能是补剂的问题，一次血脂检查异常未必就是得了高脂血症，也有人说这可能就是高脂血症的表现，建议他多注意。小赵心里犯了难："一次血脂检查异常，就能判定我得了高脂血症吗？这会不会影响我参加比赛呢？"他决定比赛前去医院做更详细的检查和咨询，弄清楚这件事。

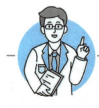

快问快答

问 一次血脂检查异常就是高脂血症了吗？

答：一次血脂检查异常不一定就是高脂血症，需要综合多方面因素来判断。

　　血脂水平受多种因素影响，如饮食、作息、情绪等。如果在检查前一天食用了大量高脂肪食物，就很有可能导致血液中的甘油三酯等指标暂时升高；或者近期作息不规律、经常熬夜，也可能影响血脂代谢，导致检查结果出现异常。所以，一次血脂检查异常可能只是暂时性的波动，不一定代表患有高脂血症。

一次血脂检查异常后，可以遵医嘱，调整饮食、作息后，再次复查。如果结果仍然显示异常，就要交给医生综合评判。医生可以结合患者年龄，性别，家族病史，是否存在其他基础疾病（如糖尿病、高血压等）以及是否有吸烟、酗酒等不良生活习惯等综合评估。通常来说，一个有家族性高脂血症病史且伴有糖尿病的患者，血脂指标轻度异常时，患高脂血症的可能性就相对较大；而一个年轻、无基础病史且生活方式较为健康的人，一次血脂检查异常就很可能是偶然因素所致，不能轻易诊断为高脂血症。

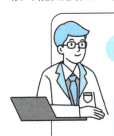

知识拓展

如何判断自己是否血脂异常			
1. 很少吃早饭		7. 经常喝碳酸饮料	
2. 很少吃蔬菜		8. 经常吃夜宵	
3. 很少吃鱼类		9. 吃饭快	
4. 爱吃甜食		10. 不爱运动	
5. 爱吃油炸、烧烤		11. 经常吸烟	
6. 经常点外卖		12. 酗酒	

（注：每项计1分。3分以内为低风险人群；3～5分为中风险人群；6～9分为高风险人群；10～12分为极高风险人群）

确诊高脂血症后，还需要做其他检查吗？

小赵是个健身达人，每天雷打不动地泡在健身房，饮食上也格外自律，鸡胸肉、蔬菜沙拉是他的日常标配。他本以为自己的身体状况堪称完美，可比赛前的那次体检，却给他泼了一盆冷水。

一开始，他还心存侥幸，认为可能是近期训练强度过大，或补剂带来的短暂影响。但经后续复查，他还是被确诊为高脂血症。小赵难以接受，他满脸困惑地问医生："我生活这么健康，怎么会得高脂血症呢？"

医生耐心解释，高脂血症的成因复杂，可能受遗传、代谢等多种因素影响，仅靠生活方式健康并不能完全杜绝患病风险。紧接着，医生又给他开了一系列额外检查，包括血糖、甲状腺功能、颈动脉超声等。看着长长的检查单，小赵心里"咯噔"一下："只是高脂血症，为什么要做这么多检查？我是不是得了什么更严重的病？"脑海里不断浮现出各种可怕疾病的画面……

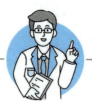

快问快答

问 确诊高脂血症后，还需要做其他检查吗？

答：确诊高脂血症后，通常还需要进行一些其他检查，以便更全面地评估病情、明确病因及制订合理的治疗方案。

确诊高脂血症后，为了评估病情的严重程度，确定有无并发症，是否引发了动脉硬化，等等，往往需要做进一步详细检查。一般来说，高脂血症常与糖尿病等代谢性疾病并存，所以需要做基本的血液检查，如检查血糖、胰岛素水平。血液检查项目还包括肝肾功能、甲状腺功能、载脂蛋白以及同型半胱氨酸检查。

另外，患者还需要做一些影像学检查，如颈动脉超声、心脏和腹部超声，必要时还需要做 CT、核磁共振成像检查。

对于原因不明的血脂异常患者，还需要进行基因筛查，如检查低密度脂蛋白受体基因、载脂蛋白 B 基因等，确定是否为遗传性高脂血症，进而开展个性化治疗与遗传咨询。

这些检查项目从不同角度为高脂血症的诊断和治疗提供关键依据，助力患者得到更有效的干预和管理。

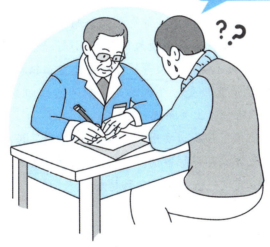

确诊高脂血症后，要检查这么多项目吗？

知识拓展

同型半胱氨酸检查

同型半胱氨酸检查检测的是血液中同型半胱氨酸的含量。参考范围在 5～15 μmol/L，当数值升高时，意味着心血管疾病发生风险上升，还可能与高脂血症协同加重病情，临床上常通过抽取静脉血进行检测，以辅助评估心血管疾病发生风险，为疾病预防和治疗提供依据。

高脂血症患者需要做眼底检查吗？

医院走廊里，小赵手里捏着一堆检查单，眉头拧成了个疙瘩。这时，旁边走来一位同样拿着检查单的大哥，他凑过来看了眼小赵的单子，叹了口气说："老弟，你也是高血脂啊？我刚问医生，他居然还让我做眼底检查，真搞不懂为什么。"小赵一听，像是找到了知音，连忙说道："可不是嘛，大哥！我还在想查血糖就够奇怪了，虽然不理解，但勉强能接受。可这眼底检查是怎么回事啊？怎么想，这高血脂也跟眼睛扯不上关系吧？"

大哥无奈地摇了摇头，安慰道："也怪咱不懂，医生让做什么检查就做吧，回头可以再详细咨询。"听他这么说，小赵感觉得到不少安慰，两人你一言我一语，互相安慰起来。

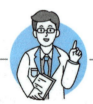

快问快答

问 高脂血症患者需要做眼底检查吗？

答：通常是有必要做眼底检查的。

长期的高血脂会导致脂质在血管壁沉积，引起动脉粥样硬化，不仅会影响大血管，还会累及眼部的微血管。通过眼底检查，医生可以直接观察到视网膜的血管情况，判断是否存在微血管的硬化、狭窄、阻塞等病变，了解全身微血管病变的程度，对疾病的整体评估有重要意义。

高脂血症是糖尿病、高血压等疾病的常见危险因素，而这些疾病往往伴有眼部并发症。例如，糖尿病视网膜病变在早期可能没有明显症状，但通过眼底检查可以发现视网膜的微血管瘤、渗出、出血等早期病变，有助于及时采取干预措施，防止病情进一步恶化导致视力下降甚至失明。

眼底检查的结果可以为医生制订治疗方案提供依据。如果眼底已经出现明显的血管病变，说明高脂血症对血管的损害较为严重，不仅需要更积极的降脂治疗，如调整药物种类、增加药物剂量等，可能还需要联合其他保护血管、改善微循环的治疗措施。

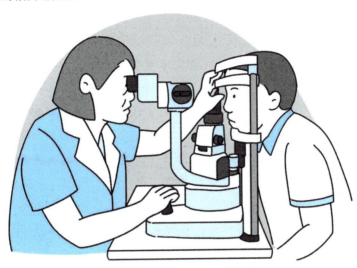

知识拓展

眼底检查的两种方法

直接眼底检查：医生将光线投射到患者眼底，可直接观察视网膜、视神经乳头、黄斑等结构，是否出现视网膜出血、渗出、水肿等病变。

荧光素眼底血管造影：先给患者静脉注射荧光素钠，再利用特定的眼底照相机，清晰地观察荧光素在眼底血管中的流动情况。这种检查的优点是能发现视网膜早期病变，缺点是需要先做过敏试验，可能会有一些不良反应。

血脂高了，有必要做心电图吗？

　　二人正在攀谈时，小赵的主治医生突然走过来找到他，说道："不好意思，忘了给您开心电图的单子，请跟我来。"小赵一脸疑惑地问道："医生，不是说我是血脂高了吗？怎么还做心电图？查心电图跟血脂有什么必要联系吗？"

　　医生笑着回答："当然有关系了。你想啊，你的血液是遍布全身的，心脏就是带动全身血液的马达，血液有了问题，心脏能不受影响吗？"小赵听了大吃一惊，连忙问心脏会不会出什么大问题。医生又安慰道："只是例行检查，为的是掌握病情，也不用过于紧张。"

　　小赵这才稍稍放下心来。

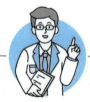

快问快答

问 血脂高了，有必要做心电图吗？

答：有必要，高血脂会对心脏产生影响，增加心脑血管疾病的发生风险。

　　长期高血脂会导致血液黏稠度增加，加快动脉粥样硬化的发展，从而增加心血管疾病的发生风险。另外，血脂增高时，脂类物质会沉积在血管壁上形成斑块，斑块逐渐增大，会阻塞冠状动脉，从而减少心肌供血，甚至引发心肌梗死。

　　心电图可捕捉心肌缺血时的异常电活动，如 ST 段压低、T 波倒置等，帮助医生判断是否存在心肌缺血情况，为早期发现冠心病等心脏疾病提供线索。

心电图还能及时发现期前收缩、房颤等心律失常情况，对评估病情和指导治疗有重要意义。心电图上的一些特征性表现，如电压增高、电轴偏移等，可提示心脏结构的改变，辅助医生进行综合诊断。

最后，医生可结合心电图结果与血脂水平等指标，全面评估心血管疾病的发生风险，从而制订更精准的治疗方案。若心电图有明显异常，可能需要更积极的降脂及其他心血管保护措施。

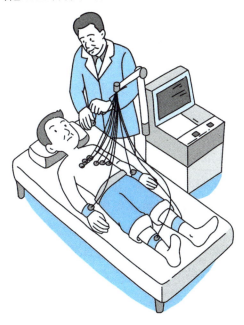

知识拓展

做心电图应注意的事项

做心电图检查前，患者应该平静心绪，至少休息20分钟，其间不可进食、吸烟，以免导致心电图异常，影响医生的判断。检查时，要关闭随身携带的电子产品，以免影响机器。患者平时有无服用影响心律的药物（如洋地黄、钾盐等）应及时告诉医生。

只是血脂高，为什么让做颈动脉超声？

医生安抚完小赵，旁边的大哥突然插了句话："医生，那我这血脂高，还让我去做颈动脉超声，这又是为什么啊？脖子和血脂也能扯上关系？"

于是医生又耐心解释起来："那我问你们，你们觉得大脑重不重要啊？"

"当然重要！"两个人异口同声。

"那大脑需不需要血液啊？"医生继续问。

"当然需要！"

"你血脂高会促进动脉粥样硬化，导致血管狭窄甚至堵塞，血液还能顺利从心脏流到大脑吗？颈动脉超声就是为了观察颈动脉是否有斑块或狭窄。"

两个人面面相觑，似懂非懂。不过，他们了解到了一点，血脂影响血液，血液遍布全身，血液不好，就可能影响全身部位，必须高度重视起来。

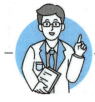

快问快答

问 **只是高血脂，为什么让做颈动脉超声？**

答：颈动脉超声可以检查动脉粥样硬化引起的各种异常情况。

颈动脉超声可以清晰显示颈动脉等颈部血管的形态、结构，帮助医生判断血管内是否存在斑块及其大小、位置、形态和稳定性等情况。如果血脂高导致颈动脉狭窄严重，会影响脑部供血，增加脑梗死等疾病的发生风险。医生根据狭窄程度，可决定是否需要采取进一步的治疗措施。

当高血脂患者出现头晕等症状时，可能是颈部血管病变引起的，也可能是颈椎病等其他颈部疾病导致的。这时，颈椎 CT 或核磁共振成像可以帮助医生观察颈椎及其周围软组织的情况，排除颈椎骨质增生、椎间盘突出等病变对颈部血管和神经的压迫。

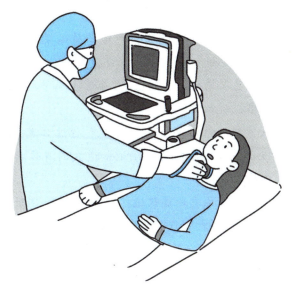

知识拓展

核磁共振成像真的危险吗

核磁共振成像是一种利用人体内氢质子在磁场中的磁共振现象成像的技术，能更好地分辨体内软组织。核磁共振成像没有辐射，或者说辐射量极小，与 X 线、CT 等依靠电离辐射成像的检查手段有本质区别。只要操作得当，一般不会因辐射问题对健康造成危害。

什么是 PWV 检查？

　　小赵做完一系列检查，满心焦虑地等待结果。终于，医生盯着报告神色轻松地跟他说："目前来看，还没发现什么大问题。"小赵刚想松一口气，医生接着说："不过，心血管疾病早期很难发现，还是要多注意，严格控制血脂……"

　　小赵眉头紧皱，急切地问道："医生，你这么说，我总觉得心里不踏实，有没有什么办法能更准确地知道我的身体状况啊？我想早点清楚自己到底怎么样了。"

　　医生思索片刻，认真地建议道："要是你实在不放心，可以做个PWV 检查。这个检查能从另一个角度评估你的身体状况，对你的病情判断很有帮助。"小赵一脸茫然，挠了挠头，忍不住问道："什么是PWV 检查？之前从未听说过。"

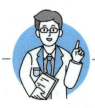

快问快答

问　**什么是 PWV 检查？**

　　答：PWV 是指脉搏波在动脉系统的传播速度，是反映动脉僵硬度的一个重要指标。

　　心脏每次搏动射出的血液会以压力波的形式沿着动脉壁向外周血管传播，这就是脉搏波。PWV 就是衡量这个波在动脉中传播快慢的物理量，一般以米 /秒（m/s）为单位。PWV 值越高，说明动脉僵硬度越高，血管弹性越差。高血压、糖尿病、高脂血症等多种心血管疾病都会导致动脉壁的结构和功能发生改变，使 PWV 升高。因此，PWV 可用于预测心血管疾病的发生风险，对于早期发现心血管疾病高危人群具有重要意义。

　　PWV 检查对高血压、动脉粥样硬化等疾病的治疗作用尤其大，定期监测可以帮助医生了解病情的发展和治疗效果。如果经过治疗后 PWV 值有所下降，说明动脉僵硬度得到改善，治疗方案有效；反之，则可能需要调整治疗方案。

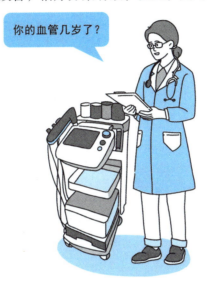

你的血管几岁了？

知识拓展

PWV 检查

　　医生会在颈部和股部的动脉位置放置传感器，分别记录颈动脉和股动脉的脉搏波信号，然后测量两个部位脉搏波传导的时间差以及颈部到股部的距离，通过公式计算出 cfPWV。测量时，在肱动脉和踝动脉处进行脉搏波信号的采集，同样计算脉搏波在肱动脉和踝动脉之间的传导时间和距离，进而得出 baPWV。这样，就可以同时反映出上下肢动脉的僵硬程度。

03

当心！高血脂也有并发症

眼睛看不清东西了

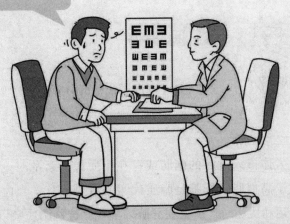

高血脂会引发
脂肪肝吗?

　　张教练从事健身行业多年,一直坚信规律锻炼和合理饮食能让身体保持健康。最近,健身房来了一位新会员李先生,李先生体形偏胖,体脂率超标。经过一段时间的积极锻炼,李先生发现肚子上的肉就是下不去,于是向张教练抱怨。张教练劝诫道:"光锻炼可不行,还得控制饮食,你吃太多油腻的东西,血脂很容易高的。"结果李先生满不在乎地回应:"我身体好着呢,血脂高点儿怕啥。"

　　没过多久,李先生突然请假,说是身体不舒服去医院检查了。等他再来健身房时,一脸愁容。张教练关切地询问,李先生叹着气说:"医生说我血脂高,还查出了脂肪肝,我怎么也想不通,我就爱吃点儿肉,这高血脂和脂肪肝有啥关系?难道高血脂会引发脂肪肝吗?"张教练也被问住了,他一直专注健身,对医学知识还真不太了解。

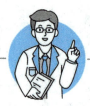

快问快答

问 **高血脂会引发脂肪肝吗?**

答:高血脂的确有可能引发脂肪肝。

　　人体摄入过多的脂肪或存在脂质代谢紊乱时,血液中脂质水平升高,就形成了高血脂。肝脏是脂质代谢的重要器官,当血液中过多的脂质无法被及时转运和代谢时,就会在肝脏内堆积。这些脂质会以脂肪的形式存储在肝细胞内,逐渐导致肝脂肪变性,进而发展为脂肪肝。

另外，高血脂还会导致肝脏细胞膜上的脂肪酸转运蛋白表达增加，促使肝脏摄取更多的脂肪酸。同时，高血脂还可能激活肝脏内的一些信号通路，促进脂肪酸的合成，进一步增加肝脏内脂肪的含量，为脂肪肝的形成创造条件。

高血脂还常常伴随胰岛素抵抗。胰岛素抵抗会使身体对胰岛素的敏感性降低，胰岛素调节血糖和脂质代谢的作用减弱。在这种情况下，肝脏会增加糖异生和脂肪合成，减少脂肪酸的氧化分解，导致脂肪在肝脏内堆积，引发脂肪肝。

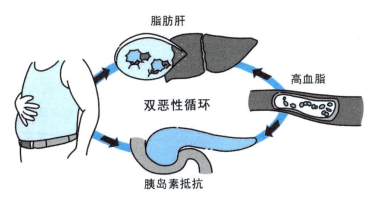

知识拓展

原发性和继发性高血脂

原发性高血脂主要是由遗传因素导致的脂质代谢紊乱，既可能与基因缺陷使参与脂质代谢的关键蛋白功能异常有关，也可能与饮食习惯、生活方式等环境因素的相互作用有关。

继发性高血脂则是由其他疾病如糖尿病、肾病综合征、甲状腺功能减退等引起的，或因服用糖皮质激素、噻嗪类利尿剂等引起了血脂异常，去除病因后，血脂可能恢复正常。

动脉粥样硬化是怎么形成的？

　　李先生一直喜欢高热量、高脂肪的食物，体重也随着年龄的增长而不断攀升。最近，他总感觉腹部不适，还伴有乏力、食欲减退的症状，去医院检查，结果发现血脂严重超标。在肝脏超声检查时，医生发现他已有中度脂肪肝。李先生懊悔不已，于是在医生的建议下，开始控制饮食、加强锻炼。然而，没过多久，他在健身时总感觉胸前区和胸骨后疼痛，还会心悸。

　　在张教练的多次提醒下，他才选择再次就医。经过一系列检查后，医生遗憾地告诉他："由于高血脂没有得到及时有效的控制，已经发展到动脉粥样硬化阶段了。"李先生完全蒙了，他颤抖着声音问医生："这动脉粥样硬化是什么病，它是怎么形成的，危不危险？"

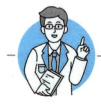

快问快答

问 动脉粥样硬化是怎么形成的？

答：高血脂的主要影响就是全身动脉粥样硬化。

　　当血液中低密度脂蛋白胆固醇过多时，多余的就会进入血管壁，被巨噬细胞吞噬后形成泡沫细胞，聚集为脂质条纹，这是病变的开端。

　　除高血脂外，高血压、高血糖、吸烟等也会刺激血管内皮，引发炎症。炎症吸引免疫细胞聚集，释放细胞因子，进一步促进脂质沉积与平滑肌细胞增殖和迁移。当进入血管壁的脂质发生氧化修饰，形成氧化型低密度脂蛋白，其细胞毒性会加重炎症，推动病变发展。在病变发展过程中，斑块表面纤维帽破裂，激活血小板形成血栓，让血管狭窄甚至堵塞。

　　动脉粥样硬化可发生在主动脉、冠状动脉、脑动脉、肾动脉、下肢动脉。它的危险性很高，会使血管狭窄，减少血流，导致器官缺血，引发心绞痛、心肌梗死、脑供血不足等。不稳定的斑块破裂后，还会形成血栓堵塞血管，同时，病变的血管壁弹性减弱，容易破裂，如果主动脉瘤破裂就极为凶险。另外，长期的血管病变会让器官持续缺血、缺氧，导致功能下降，发展为功能衰竭，如肾功能衰竭。

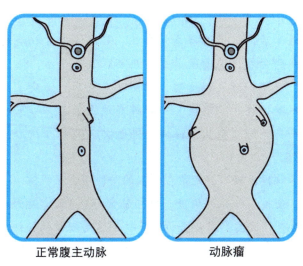

正常腹主动脉　　　　　　　　动脉瘤

知识拓展

主动脉瘤间置修复术

　　主动脉瘤破裂是非常危险的一件事，而主动脉瘤间置修复术是一种治疗主动脉瘤的手术方法，主要是将病变的主动脉瘤段切除，然后取一段人工血管或自体血管，将其两端分别与正常的主动脉血管进行吻合，来替换已病变的主动脉段。这样就能恢复主动脉的正常形态和功能了。

高血脂会引发
中风吗?

老王退休后,日子过得悠闲自在。可他偏偏爱红烧肉、油炸花生米这类高脂食物,还爱就着喝点儿酒。这天午后,他正坐在沙发上看电视,突然一阵天旋地转,右侧肢体也不听使唤了,连手里的茶杯都拿不稳,终于"哐当"一声摔在地上。老王心里一紧,恐惧瞬间笼罩全身。好在症状来得快去得也快,10来分钟后,身体就恢复了正常。

老王不敢掉以轻心,赶紧在家人的陪同下去了医院。医生详细询问症状后,安排了一系列检查,包括脑部CT、血管造影以及血脂检测。经过检查,医生严肃地告诉老王,他这是短暂性脑缺血发作,严重的话就是卒中,也就是老百姓说的中风。罪魁祸首就是高血脂。

老王吓得倒抽一口凉气,他早就知道自己血脂高,但从来没当回事,这次可长了教训。

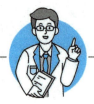

快问快答

问 高血脂会引发中风吗?

答:当高血脂引发脑动脉粥样硬化时,就会发生卒中。

卒中,通称中风,是一种急性脑血管疾病,具有高发病率、高致残率和高死亡率的特点,可分为缺血性卒中和出血性卒中。

正常情况下,血液在血管里顺畅流动,给大脑送去养分。但当血脂升高,血液里就像混入了过量的油脂,变得黏稠起来。这些油脂会慢慢附着在血管壁上堆积起来。随着时间推移，这些沉积物越来越多，形成斑块，让血管变得狭窄、僵硬，这就是动脉粥样硬化。如果斑块破裂，就像河道突然塌了一块，就会在局部形成血栓。血栓随着血液流动，一旦流到脑血管这种狭窄的地方，就会把血管堵住，大脑得不到足够的血液和氧气供应，就会引发缺血性中风，患者会出现肢体麻木、言语不清等症状。

另外，高血脂常与高血压并存形成协同风险。当高血压长期得不到控制，脑血管承受不住高压冲击时，就可能破裂出血，这就是出血性中风。而高血脂会通过损伤血管内皮、促进动脉粥样硬化等机制，进一步加重血管病变程度，患者会出现突然头痛、呕吐症状，情况十分危急。

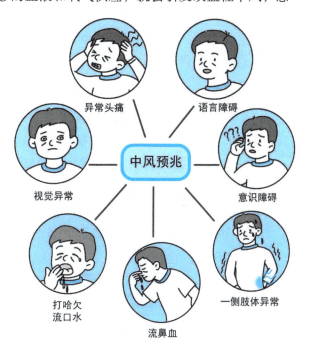

异常头痛　语言障碍　中风预兆　意识障碍　一侧肢体异常　流鼻血　打哈欠流口水　视觉异常

知识拓展

史上最早的降脂尝试

其实，古埃及人早就注意到人体的健康跟血液有关。因此，当时的医生会采用放血疗法，认为放出"坏血"就能恢复健康，这可能算是人类最早对调节血液成分的大胆尝试。不过现在看来，这种方法缺乏科学依据，还可能带来危险。

高血脂会导致眼底黄斑病变吗？

　　林女士，45岁，是一位文字工作者，每天面对电脑工作至少8小时。前段时间，她总感觉眼睛干涩、视物模糊，还以为是用眼过度，就买了些眼药水，并抽空做做眼保健操，想着缓解一下就好了。可没想到，情况越来越糟。没多久，她就发现看东西时，眼前总会飘过一块黑影，看线条也开始扭曲。

　　林女士这下慌了神，赶忙去医院检查，结果医生说她的眼底发生黄斑病变。

　　"黄斑病变？我怎么会得这种病？用眼过度导致的吗？"林女士难以置信。医生摇摇头说："不好说，可能性有很多。您有高血糖、高血脂吗？"林女士表示没有检查过，于是医生为她安排了全面的身体检查，结果显示她的血脂水平严重超标，而这很可能就是导致她眼底黄斑病变的罪魁祸首。

　　"医生，这高血脂怎么就和眼底黄斑病变扯上关系了？我一直觉得高血脂就是胖点，怎么会影响到眼睛呢？"林女士满脸疑惑地询问医生。

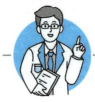

快问快答

问 **高血脂会导致眼底黄斑病变吗？**

答：会的，高血脂有可能并发一系列眼底病变，黄斑病变就是其中之一。

眼底是指眼球内后部的组织，包括视网膜、视神经乳头、黄斑和视网膜中央血管等。黄斑区是视网膜的一个重要区域，位于视网膜的中心部位，在视神经乳头颞侧约 3.5mm 处，直径约 1.5mm。黄斑区富含叶黄素，相对周围视网膜颜色稍暗，所以叫黄斑区。它是视力最敏锐的地方，主要负责精细视觉和色觉等重要的视觉功能，能够让人们清晰地看到物体的细节、辨别颜色等。一旦黄斑区出现病变，就会导致视物变形、中央暗点、视力下降等症状。

高血脂会导致血液中低密度脂蛋白胆固醇等脂质沉积在黄斑区的血管壁内，引发炎症反应，血脂含量过高还会产生大量自由基，这些都会损伤血管内皮细胞，使血管通透性增加，血液中的有害物质就容易渗漏到黄斑组织中，导致黄斑水肿，影响视力。

另外，高血脂状态下，促血管生成因子会加大刺激黄斑区异常新生血管的生长。这些新生血管管壁薄且脆弱，容易出血和渗漏，会进一步破坏黄斑区的正常结构和功能，引发湿性黄斑病变。

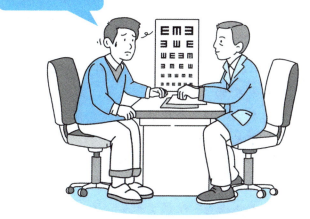

知识拓展

神奇的血管自愈力

人体血管其实有一定的自愈能力。当血管内皮因血脂等因素受到轻微损伤时，身体会自动派出一些细胞来修复。比如，内皮祖细胞会迁移到受损部位，分化成内皮细胞，帮助血管恢复光滑内壁，减少脂质进一步沉积，只是这种自愈能力在长期高血脂的攻击下，会渐渐"力不从心"。

高血脂会危害听力吗？

李大爷今年 65 岁，退休后日子过得悠闲自在。可最近，他总感觉耳朵不太对劲，跟人聊天的时候，经常听不清对方在说什么，看电视也得把音量调得很大。李大爷一开始没太在意，觉得自己年纪大了，听力衰退是正常现象。但情况似乎越来越糟，不仅听声音费劲，耳朵里还时不时嗡嗡作响，晚上睡觉都被吵得睡不好。有时候，李大爷又会什么都听不到，有一次走在大街上因听不到鸣笛而差点儿出车祸。耳朵问题已经严重影响了他的生活。在家人的劝说下，李大爷来到了医院。

经过一系列详细的耳部检查，医生排除了中耳炎、颈椎病等可能导致听力下降的常见因素。最后，医生又让李大爷去做了全面的身体检查。结果出来后，医生告诉李大爷，他听力下降可能是因为高脂血症引发的突发性耳聋。李大爷瞪大了眼睛，满脸疑惑："确实前几年检查就说我血脂高，但血脂高怎么会和听力扯上关系呢？"李大爷迫切地希望医生能给他一个详细的解答。

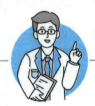

快问快答

问 **高血脂会危害听力吗？**

答：会影响听力。

血液遍布全身，这是不争的事实。因此，一旦血脂出现问题，必然会对全身各处造成影响。高血脂总有一天会影响到内耳血管，造成脂质沉积和动脉粥样硬化斑块。一旦内耳血管管腔变狭窄，血流减少，内耳得不到充足的血液供应，毛细胞等就会因缺血、缺氧受损，必然影响声音的传导和感知。

另外，长期高血脂状态还会增加血液黏稠度，减慢血流速度，引起内耳微循环障碍，干扰内淋巴液的正常循环和代谢，从而影响听觉信号传递。高血脂引发的全身性炎症反应也会波及内耳。炎症因子对内耳组织造成损伤的同时，还会促进氧化应激反应，产生大量自由基，攻击内耳细胞的细胞膜、蛋白质和 DNA 等，导致细胞功能受损，进一步加重内耳损伤，影响听力。

血脂长期居高不下必然会慢慢形成血栓，一旦血栓堵塞内耳血管，就会造成内耳局部组织缺血性坏死，导致听力突发性下降，严重时可造成耳聋。

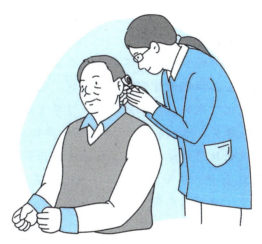

知识拓展

逐渐消失的听力

其实，听力并不是一下丧失的，而是一点点下降的。不同频率的声音随年龄增长的下降程度也不同，往往高频声音最先下降。如果声音有色彩的话，那么，人类最初听到的是"彩色"的声音，随着年龄的增长，声音慢慢失去鲜艳的色彩，只能听到"灰色"的低频音了。

高血脂会导致记忆力越来越差吗？

　　林老师是一位有着15年教龄的初中语文老师，一直以来，她都对自己的记忆力十分自豪。在讲台上，她总能轻松地背诵经典课文，还能准确记住每个学生的学习情况和个性特点。

　　可最近，林老师察觉到了不对劲。在课堂上，她会突然忘记要讲解的重点内容，原本倒背如流的古诗词，也经常背不出来。批改作业时，经常把学生的名字张冠李戴。日常生活中，她常常出门忘记带钥匙，去超市购物也会遗漏清单上的重要物品。

　　这些情况让林老师十分苦恼，她原本以为是工作压力太大，休息一段时间就会好。然而，症状不仅没有改善，反而越来越严重。一次公开课上，她居然忘词了，场面一度尴尬，这让林老师下定决心去医院检查。当拿到体检报告时，她愣住了，报告显示她除了血脂水平远超参考范围，没有其他任何问题。医生解释，高血脂很可能是导致她记忆力下降的罪魁祸首。林老师感到难以置信："高血脂怎么会和记忆力下降有关系呢？"

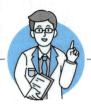

快问快答

问　**血脂高了，为什么记忆力会越来越差？**

答：大脑供血不足、神经递质失衡、髓鞘损伤等都会影响记忆力，而这些都可能是高血脂导致的。

　　高血脂会引发脑动脉粥样硬化，使大脑血管变得狭窄，血液很难顺畅流动，这样一来，就容易出现大脑供血不足，反应变迟钝的情况，记忆力自然跟着下降。而且，一旦血液黏稠，还容易形成血栓，堵塞大脑中的血管，大脑长期缺氧，神经细胞受损，记忆力就下降了。

血脂高会让身体里产生很多自由基，自由基专门攻击神经细胞的细胞膜、蛋白质和DNA，神经细胞变得伤痕累累。同时，还会引发炎症，炎症因子会让神经细胞之间传递信号不顺畅，这样记忆的形成、保存和提取就都出问题了。

脑白质通常由髓鞘包裹的神经纤维构成，髓鞘能让神经信号传得快。但血脂高会让髓鞘的脂质代谢紊乱，从而导致神经信号传得慢或者出错，大脑各区域交流也会受影响。而且长期高血脂还会让脑白质因为缺血、缺氧而萎缩，破坏神经纤维网络，导致和记忆有关的脑区连接不上，记忆力也会减退。

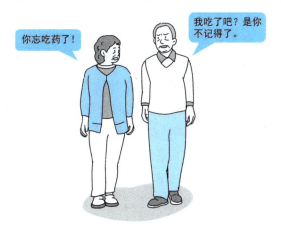

知识拓展

睡眠与记忆

人体进入睡眠后，大脑会对白天获取的信息进行整理和巩固。大脑中负责记忆的海马体会与大脑皮层展开"对话"，把短期记忆转化为长期记忆。如果熬夜或睡眠不足，这个转化过程就会受影响，白天学的知识、经历的事就难以很好地存储为长期记忆，所以充足睡眠对记忆很重要。

高血脂会引发痛风吗?

　　45 岁的赵先生是一家公司的业务骨干，由于工作忙碌，经常应酬不断。他特别爱吃海鲜、动物内脏，每次聚餐还少不了喝几杯啤酒。

　　一天深夜，赵先生突然被右脚大脚趾的剧痛疼醒，那疼痛像刀割一样，让他直冒冷汗。第二天，赵先生的脚趾疼得更剧烈了，碰都碰不得。赵先生本以为是在不经意的情况下伤到了，但接下来，疼痛频繁发作，从最初的大脚趾蔓延到脚踝、膝盖，赵先生被折磨得痛不欲生，正常的生活和工作都受到严重影响。

　　在家人的劝说下，赵先生去医院进行全面检查，才得知这是高血脂引发的痛风发作，跟他的不良饮食有关。赵先生一脸震惊，实在没想到自己才 45 岁，血脂就高了，还痛风了。他真不知道以后的日子该怎么办?

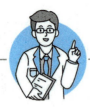

快问快答

问 **高血脂会引发痛风吗?**

答：高血脂是痛风的重要危险因素，但并非直接病因。

　　高血脂往往与高血压、高血糖、肥胖等代谢紊乱问题同时存在，构成代谢综合征。代谢紊乱的状态会影响身体多个器官和系统的功能，导致尿酸代谢异常。肥胖者常伴有高血脂，同时也更容易出现胰岛素抵抗，而胰岛素抵抗会影响肾脏对尿酸的排泄，使尿酸在体内积聚，增加痛风发作的风险。

　　血脂异常会导致血液中脂质成分增多，这些脂质可能会在肾脏血管等部位沉积，影响肾脏的正常功能。肾脏是排泄尿酸的主要器官，当肾脏功能受影响时，尿酸的排泄就会减少，导致血尿酸水平升高。而长期的高尿酸是痛风发作的基础，当血液中的尿酸浓度超过饱和点，尿酸盐结晶就会在关节等部位沉积，引发痛风。

　　更重要的是，高血脂和痛风的诱因往往是相同的，即都是不良生活方式导致的，如长期高热量、高脂肪、高嘌呤饮食，缺乏运动等。这些因素长年累积，会导致血脂和尿酸水平上升，增加痛风发病概率。

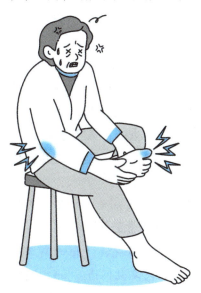

知识拓展

帝王病——痛风

　　痛风又叫"帝王病"，这是因为在过去，只有帝王将相、达官贵人等生活条件优越的人，才有机会大量食用肉类、美酒等富含嘌呤的食物，从而患上痛风。据说，亚历山大大帝、路易十四等曾被痛风困扰。

高血脂会合并肾病吗？

　　48岁的李先生是一位销售经理，工作忙碌，长期的应酬让他的生活极不规律，饮食上也毫无节制，大鱼大肉从不忌口。最近一段时间，李先生晨起时眼睑常常水肿，开始以为是前一晚喝水太多，没太在意。可后来，他发现自己的尿液中泡沫明显增多，且久久不散。

　　这些症状让李先生心里有些发慌，于是他前往医院检查。经过尿常规、肾功能等一系列检查后，医生告知他，他的肾脏出了问题，初步诊断为慢性肾病。李先生听到这个消息，犹如五雷轰顶，怎么也想不明白自己怎么就得了肾病。

　　医生为了进一步查找病因，又安排了全面的身体检查。当拿到完整的体检报告时，一个异常的指标引起了医生的注意——李先生的血脂严重超标。医生告诉李先生，他的高血脂很可能与肾病相互影响。李先生满脸疑惑，忍不住问道："我知道高血脂不好，可这和肾病有什么关系啊？怎么就会合并出现了呢？"

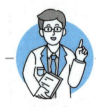

快问快答

问　高血脂会合并肾病吗？

答：高血脂和肾病存在双向影响的关系，高血脂有可能会合并肾病。

　　血液中过多的脂质会沉积在肾脏的血管内皮细胞下，引发炎症反应和氧化应激，损伤血管内皮，使肾脏的血管变得狭窄，影响肾脏的血液供应，长期可导致肾脏功能受损。

高血脂还会促使肾小球系膜细胞增殖，增加细胞外基质的合成，导致肾小球硬化。同时，脂质还会通过影响足细胞的功能和结构，损伤足细胞，破坏肾小球的滤过屏障，出现蛋白尿等肾脏损伤表现。血脂异常还可能激活肾素－血管紧张素－醛固酮系统（RAAS），增加血管紧张素Ⅱ等物质的分泌，引起肾脏血管收缩，肾小球内压力升高，进一步加重肾脏损伤。

另外，肾病也可导致高血脂。当肾小球滤过膜受损，大量蛋白质会从尿液中流失，其中就包括具有调节脂质代谢作用的载脂蛋白等。这会导致肝脏代偿性合成脂蛋白增加，同时脂质代谢酶活性改变，使脂质分解代谢减少，从而引起血脂升高。

因此，高血脂很容易合并肾病，应当提早预防。

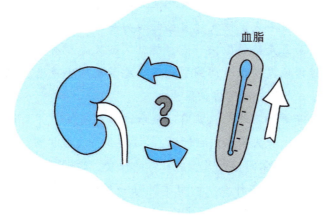

知识拓展

从夜尿次数看肾病

一般来说，正常人夜间排尿次数为 0 ～ 2 次，如果夜间排尿次数增多，尿量超过全天尿量的 1/3，那就有可能是肾脏出了问题。肾脏具有浓缩尿液的功能，当肾功能减退时，肾脏的浓缩功能就会下降，从而导致夜尿增多。

高血脂患者该如何自我监护？

　　55岁的上班族老张，喜欢下班后和朋友聚聚，吃点烧烤、喝点小酒，周末还会给自己做顿丰盛的大餐犒劳自己。然而，最近一次单位组织的体检，打破了他惬意的生活。医生说他得了高血脂。

　　刚开始，老张觉得自己能吃能睡，身体没什么不舒服，就没太在意。可没过多久，他发现自己的视力越来越差，看东西总是模模糊糊的，而且走路稍微快一点，腿就又酸又疼。有一天，他照镜子时，还惊讶地发现眼睑周围冒出了一些黄色的小疙瘩。这下，老张彻底慌了，赶紧去医院咨询医生。

　　医生告诉他，这些症状都可能和高血脂有关，并且让他学会自我监护。老张一头雾水，连忙问："该怎么自我监护啊？"医生耐心地解释道："这学问可大了。从日常的饮食、运动到定期去医院做检查，再到对身体各种症状的观察，每一项都很重要。"老张听得认真，不住点头，心里暗暗下定决心，一定要把自己的高血脂控制好。

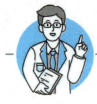

快问快答

问 　高血脂患者该如何自我监护？

答：自我监护的目的是预防高血脂带来的各种并发症，因此必须学会观察症状，可以从定期配合检查、科学用药、合理管理饮食起居等方面着手。

　　高血脂患者应按照医生建议定期到医院进行血脂检测，一般每3～6个月检测一次。除血脂检测外，还应定期测量血糖、血压等指标，至少每半年一次，以便全面了解身体状况。

患者可以通过观察自身症状，如眼睑周围皮肤是否出现黄色瘤（这是由于脂质沉积在皮肤下形成的，常表现为黄色、橘黄色或棕红色的丘疹或结节）。若发现此类症状，提示血脂控制不佳。还可以关注肢体是否有麻木、疼痛等不适，尤其通过休息缓解后，仍行走不适，那么也说明血脂控制不佳。

饮食上，患者应记录每日饮食内容，确保减少饱和脂肪酸和胆固醇的摄入，如动物内脏、肥肉、油炸食品等。增加蔬菜、水果、全谷物和富含膳食纤维食物的摄入。同时，注意控制每日总热量摄入，避免暴饮暴食，保持饮食均衡。患者还可以制订运动计划并记录执行情况，定期测量体重和腰围。通过合理饮食和运动，保持体重稳定，避免肥胖，有助于控制血脂。

如果饮食运动方面控制不佳，那么可以遵医嘱进行药物干预，同时注意药物造成的副作用等。

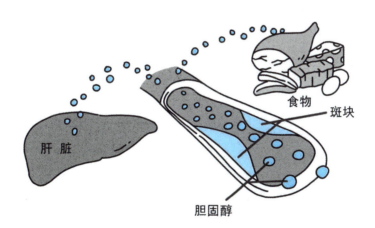

食物

斑块

肝　脏

胆固醇

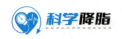
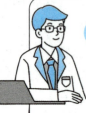

知识拓展

生物钟与血脂波动

　　人体的生物钟就像一个精密的时钟，连血脂水平也会跟着它的节奏波动。清晨，当我们从睡梦中醒来，身体的各项机能就开始活跃，此时肝脏合成胆固醇的能力也变强，血脂水平会有所上升。而到了晚上，身体入睡后，血脂合成也会相应减少。因此，监测血脂的时间段选择很关键，固定在清晨空腹时段，能更好地反映真实血脂水平。

04

药食同源，吃对三餐血脂自降

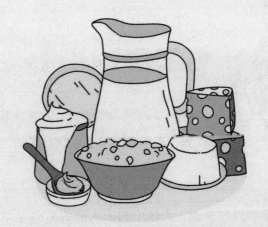

几乎不吃肉和蛋，为什么血脂也会升高？

　　55 岁的秦先生，身材微微发福，前段时间体检时，发现血脂严重超标。医生严肃地告诫他，必须严格控制饮食，不然很容易引发心脑血管疾病。从那以后，秦先生就给自己开启了"控脂模式"，彻底戒掉了最爱的红烧肉、鸡蛋羹，每天的餐桌上都是青菜、豆腐。为了让饮食更健康，他还专门买了低糖电饭煲，主食也换成了杂粮饭。

　　几个月过去了，秦先生满心期待地去复查，本以为血脂会降下来，可拿到体检报告的那一刻傻眼了，血脂依旧居高不下。秦先生满脸疑惑，找到医生说："医生，我都几个月没吃肉和蛋了，怎么血脂还是这么高？"

　　医生说："不吃肉和蛋，也不代表就吃对了，还要综合其他因素。"

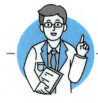

快问快答

问　几乎不吃肉和蛋，为什么血脂也会升高？

答：血脂升高除了和饮食有关，还与身体代谢及疾病等有关。

　　就拿胆固醇来说，人体中的胆固醇约 70% 是由肝脏等器官合成的。即使饮食中减少了肉类和蛋类等外源性胆固醇的摄入，如果体内的脂质代谢调节机制出现问题，如某些基因缺陷导致肝脏合成胆固醇的能力增强，或者身体的激素水平失衡，如甲状腺素分泌减少，会使肝脏合成胆固醇的速度加快，从而导致血脂升高。

再者，即使戒掉肉和蛋，但米饭、面包等碳水化合物摄入过多，它们也会在体内转化为脂肪储存起来，刺激胰岛素分泌，胰岛素又会促进肝脏合成脂肪酸和甘油三酯，进而导致血脂升高。如果烹饪中大量使用植物油，尤其是富含饱和脂肪酸的棕榈油、椰子油等，也会导致脂肪摄入过多。另外，一些加工食品如油炸薯片、方便面等，可能含有较多的反式脂肪酸，反式脂肪酸会增加低密度脂蛋白胆固醇的含量，同时降低高密度脂蛋白胆固醇的含量，同样会导致血脂异常。

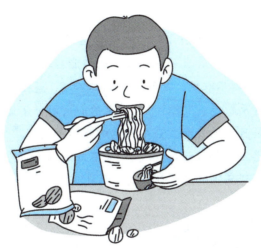

知识拓展

植物肉的历史

如今流行的植物肉，其实早就有了。中国古代就有素鸡、素鸭等豆制品仿荤的素肉食物，即用大豆蛋白模拟肉的口感和质地。这起初是为了满足宗教斋戒的需求，但因风味独特而流传至今。

鸡蛋到底会不会升高胆固醇？

秦先生自从被查出高血脂后，就远离了肉和蛋这些高胆固醇的食物，但效果并不理想，复查时，血脂依旧没降下来。

这天，秦先生去医院拿药，在候诊区遇到了几个同样患有高血脂的病友。大家你一言我一语地分享起控脂经验。其中一个病友说："我现在什么肉都不敢吃，鸡蛋更是碰都不碰，就怕血脂又上去了。"另一个病友却反驳道："我听说鸡蛋里的胆固醇并不能被人体直接吸收，而且鸡蛋里面的营养成分丰富，吃点儿也没事。"秦先生听着他们的争论，忍不住加入话题："我也是不敢吃鸡蛋，可血脂还是降不下来，这鸡蛋到底能不能吃啊？吃了到底会不会升高胆固醇？"

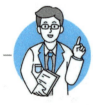

快问快答

问 鸡蛋到底会不会升高胆固醇？

答：鸡蛋富含胆固醇，但这并不意味着一个鸡蛋也不能吃。

鸡蛋黄中含有较高的胆固醇，每个鸡蛋黄的胆固醇含量在 200～250 毫克。然而，人体血液中的胆固醇有内源性和外源性两个来源。内源性胆固醇是由人体自身合成的，占总胆固醇的 70%～80%；外源性胆固醇则来自食物，仅占 20%～30%。另外，人体具有一定的胆固醇调节机制，当摄入的外源性胆固醇增加时，肝脏会相应地减少内源性胆固醇的合成。所以，对于大多数健康人来说，适量摄入鸡蛋并不会导致血液中的胆固醇水平大幅升高。

鸡蛋中不仅含有胆固醇，还富含多种营养物质，如优质蛋白质、维生素、矿物质以及卵磷脂等。其中，卵磷脂有助于降低血液中的胆固醇水平，它可以使胆固醇颗粒变小，不易沉积在血管壁上，从而对心血管起到一定的保护作用。

当然，不同个体对鸡蛋中胆固醇的反应存在差异。比如，本身患有糖尿病、高血压等疾病的人，可能会对鸡蛋中的胆固醇更为敏感，摄入后更容易出现胆固醇升高的情况。

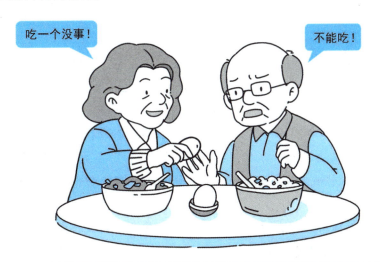

知识拓展

每天可以吃几个鸡蛋?

对于健康人群来说，每天吃 1～2 个鸡蛋不但不会升高胆固醇水平，还能为身体提供丰富的营养。但对于已经患有高胆固醇血症、心血管疾病或糖尿病等的人群，建议适当控制鸡蛋的摄入量，并在医生或营养师的指导下制订合埋的饮食计划。

靠饮食可以降低
"坏胆固醇"吗？

　　秦先生再次找到医生，询问该怎么合理饮食才能降血脂。医生先耐心地听秦先生讲述了他控制饮食但血脂依旧居高不下的情况，然后说道："血脂里有个'坏家伙'，叫低密度脂蛋白胆固醇，也就是我们常说的'坏胆固醇'，它要是高了，会增加动脉粥样硬化和心血管疾病的发生风险。你现在主要是要控制它。"秦先生连忙追问："这是不是说，我之前控制饮食，都没控制到点子上啊，到底该怎么合理安排饮食呢？"

　　医生解释道："饮食控制的确很关键，像你之前戒掉肉和蛋，方向是没错，但不够全面。"秦先生来了兴致，开心地问："这么说，是可以通过饮食降低'坏胆固醇'的？"医生笑了笑，准备详细讲解一番饮食与'坏胆固醇'之间的关联，以及如何通过科学饮食来控制'坏胆固醇'。

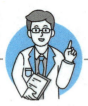

快问快答

问　靠饮食可以降低"坏胆固醇"吗？

答：在一定程度上是可以的，但这并不是一件简单的事，需要整体改变饮食习惯。

　　人体合成胆固醇的过程并不能简单地说是吃出来的，但也确实跟饮食有很大的关系。

食物中的胆固醇的确是体内胆固醇的一个来源。当摄入富含胆固醇的食物，如动物内脏、蛋黄、蟹黄等时，这些食物中的胆固醇就会被小肠吸收，虽然人体具有调节机制，但过量摄入仍可能导致部分人群胆固醇升高。

饮食中的饱和脂肪酸和反式脂肪酸会促进肝脏合成胆固醇。当这类脂肪酸摄入过多时，会使肝脏内的胆固醇合成代谢途径被激活，如果长期大量食用动物油脂、油炸食品和甜点等这类富含饱和脂肪酸和反式脂肪酸的食物，身体就会以这些脂肪酸为原料，在多种酶的作用下，在肝脏中合成更多的胆固醇。

膳食纤维可以与肠道内的胆固醇结合，促进其排出体外。如果饮食中膳食纤维过少，如很少吃蔬菜、水果、全谷物等，就会减少胆固醇的排出，使得体内胆固醇积累。

酒精能降低高密度脂蛋白胆固醇的水平，不利于胆固醇的正常代谢和排出，进而导致体内胆固醇水平升高。

改变饮食并不是绝对禁止某样或某些食物，而是了解哪些食物应该吃多少，以及怎样科学合理地进食。

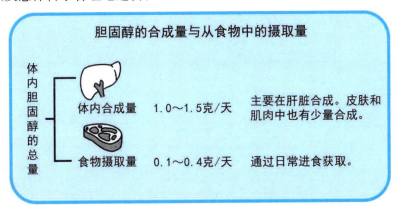

	胆固醇的合成量与从食物中的摄取量	
体内胆固醇的总量	体内合成量　1.0～1.5克/天	主要在肝脏合成。皮肤和肌肉中也有少量合成。
	食物摄取量　0.1～0.4克/天	通过日常进食获取。

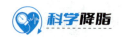
知识拓展

危险的反式脂肪酸

反式脂肪酸属于不饱和脂肪酸的特殊类型。天然存在的反式脂肪酸主要来自反刍动物，如牛、羊等动物的肉和奶，但含量较低。而植物油在氢化过程中会产生大量人工合成的反式脂肪酸，即油炸食品、烘焙食品、人造奶油等。反式脂肪酸会增加心血管疾病的发病风险，影响儿童生长发育和导致肥胖等问题，应尽量减少摄入。中国居民膳食指南建议每日反式脂肪酸摄入量不超过 2 克，相当于 10 克植脂末或 15 克起酥油。

高血脂患者能吃乳制品吗?

焦女士是个不折不扣的乳制品爱好者，每天早餐必有一杯香浓的全脂牛奶，下午还要来一盒水果味酸奶当作加餐，晚上睡前也会喝一杯热牛奶。平时，也很爱吃奶油蛋糕等乳制甜食。最近，她查出血脂偏高，医生建议她调整饮食。于是焦女士上网查找了一番，发现动物内脏、蟹黄等才属于真正的高胆固醇食物，便继续毫无节制地吃各种乳制品。

几个月后，当她再次复查时，医生说她的血脂不降反升。焦女士十分纳闷，找到医生询问："我都没吃那些高胆固醇的东西了，为什么血脂还是降不下来啊？"

医生无奈地说："你的胆固醇还好，主要是甘油三酯高，所以就算不吃高胆固醇的食物也没用啊！"

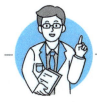

快问快答

问 高血脂患者能吃乳制品吗？

答：普通全脂乳制品含有较多的饱和脂肪酸，尤其会升高血液中的甘油三酯水平，的确不利于血脂控制。

胆固醇不高、甘油三酯高的高血脂患者，在饮食上可以不必刻意控制高胆固醇食物，但一定要注意控制动物脂肪的摄入。普通全脂乳制品含有较多的饱和脂肪酸，会升高血液中的甘油三酯水平，可以改食用低脂或脱脂牛奶，这样既能获取牛奶中的蛋白质、钙等营养成分，又能减少饱和脂肪酸的摄入。

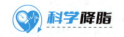
　　一些乳制品为了改善口感和风味，会添加大量的糖分、香精等，过多的糖分会在体内转化为脂肪，进一步影响血脂代谢，还可能增加肥胖、糖尿病等并发症的风险。因此，高血脂患者应尽量避免选择添加了大量糖分的甜牛奶、果味酸奶等，可以选择原味的乳制品，然后根据个人口味适量添加新鲜水果来增加风味。

　　一般来说，每天饮用不超过 300 毫升的牛奶或等量的酸奶是比较合适的。如果还要摄入其他富含蛋白质的食物，如肉类、豆类等，乳制品的摄入量就应适当减少。

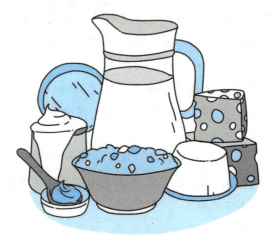

知识拓展

黄油不一定是黄色的

　　黄油是从牛奶或奶油中提炼出来的脂肪，它的颜色会因牛奶中胡萝卜素的含量而发生变化。在不同季节，奶牛食用的草料不同，产出的牛奶中胡萝卜素的含量也有差异，所以黄油的颜色也会不同。夏天，奶牛吃新鲜青草，黄油颜色偏黄；冬天，奶牛吃干草料，黄油颜色则偏白。

高血脂患者为什么不能吃甜食？

　　听了医生的话，焦女士每天只敢喝一杯牛奶。但她实在难以割舍对甜食的喜爱，心里想着："我又没有糖尿病，吃点儿甜食应该没什么大不了的吧。"于是，她依旧隔三岔五地去买各种蛋糕、甜甜圈。

　　日子一天天过去，再次复查的时候，焦女士本以为血脂能有所下降，结果又升高了。焦女士满脸焦虑，急忙又找到医生询问："医生，我现在每天只敢喝一杯牛奶，怎么血脂还是越来越高啊？难道是因为吃甜食的原因？"

　　医生听后皱起眉头严肃地说："你怎么能吃甜食呢？"

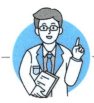

快问快答

问　高血脂患者为什么不能吃甜食？

答：甜食里含有大量的精制糖，进入身体后，多余的糖会
　　转化为脂肪，加重血脂异常。

　　糖分（如蔗糖、葡萄糖等）摄入过多后，身体会将多余的糖分转化为脂肪储存起来，这会导致甘油三酯水平的升高。糖果、蛋糕、甜饮料里面的糖分多为精制糖，会迅速升高血糖，进而促进脂肪合成，加重高血脂的状况。

　　高糖饮食会影响胰岛素的分泌和作用，因此可能增强胰岛素抵抗。胰岛素抵抗会干扰身体对血脂的正常代谢和调节，导致低密度脂蛋白胆固醇升高，高密度脂蛋白胆固醇降低，不利于血脂的稳定。

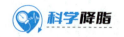

甜食一般热量较高，过多食用容易导致总热量摄入超标，多余的热量会以脂肪的形式堆积在体内，导致肥胖。肥胖是高血脂的重要危险因素之一，会进一步加重血脂异常，形成恶性循环。

喜欢吃甜食的患者不妨食用用木糖醇、赤藓糖醇等代糖制作的甜食，代糖的热量低，对血糖和血脂的影响较小。

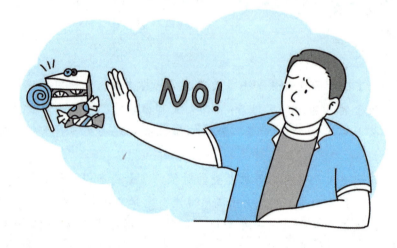

知识拓展

果糖的代谢特点

天然果糖需要肝脏代谢，过量摄入也会转化为脂肪。但水果同时含有膳食纤维和维生素，建议高血脂患者选择低糖水果（如莓类、苹果）。而甜饮料、糕点中的精制果糖（如高果糖玉米糖浆）会直接促进甘油三酯合成，应严格限制。

多吃水果能降血脂吗？

医生苦口婆心地劝说焦女士："你真的得戒掉甜食了，甜食对血脂影响太大了。如果实在想吃甜的，可以选择一些代糖甜食，或者用水果来代替甜食。"

焦女士听了，一脸疑惑地问医生："代糖我倒是听说过，但水果不是也含有很多糖分吗？吃多了难道不会和甜食一样影响血脂吗？"

医生笑了笑，耐心地解释道："水果虽然含有糖分，但和普通甜食里的糖还是有区别的。水果富含的膳食纤维、维生素和各种植物化学物质，对降血脂还有帮助呢。"

焦女士还是不太理解，追问道："那它们是怎么帮助降血脂的呢？"

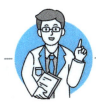

快问快答

问 **多吃水果能降血脂吗？**

答：多吃水果对降血脂有一定的帮助，但不能单纯依靠吃水果达到降血脂的目的。

水果中含有丰富的膳食纤维，如苹果中的果胶、香蕉中的纤维素等。膳食纤维可以在肠道内与胆固醇和脂肪结合，减少它们的吸收，促进其排出体外，从而有助于降低血液中的胆固醇和甘油三酯水平。同时，膳食纤维还能增加饱腹感，减少其他高热量、高脂肪食物的摄入。

水果中富含的多种维生素具有抗氧化作用，可以保护血管内皮细胞免受

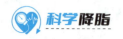

自由基的损伤，减少脂质在血管壁的沉积，有助于预防动脉粥样硬化的发生，对调节血脂有一定益处。

有些水果还含有一些具有调节血脂的植物化学物质，如类黄酮、花青素等。比如，葡萄中的白藜芦醇，就能降低血液中的甘油三酯和胆固醇水平。

不过，水果虽然对降血脂有所帮助，但也不能过量食用，一般建议每天摄入 200～350 克即可。

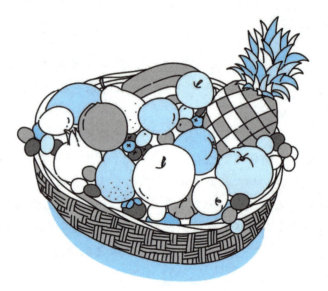

知识拓展

神奇的释迦果

一般的水果含糖量不超过 15%，而释迦果的含糖量可达 20%～25%，远高于含糖量 12%～15% 的甘蔗。释迦果含有多种生物碱，过量食用可能对特定人群产生影响，而且因其高糖分，高血脂患者仍需控制摄入量。

高血脂患者能吃海鲜吗？

38岁的晓妍特别爱吃海鲜，清蒸大闸蟹、油焖大虾、辣炒鱿鱼，都是她餐桌上的常客。晓妍一直觉得自己的饮食习惯还算健康，毕竟海鲜富含蛋白质，属于优质肉类，怎么也想不到会和高血脂扯上关系。然而，最近单位组织体检，她才发现报告中血脂一栏各项指标都亮起了"红灯"……晓妍满心疑惑，自己平时不怎么吃油腻的红肉，也很少碰甜品，怎么血脂就高了呢？

她赶忙咨询医生，医生看着她的报告，耐心解释道，海鲜的种类很多，不同海鲜、不同的烹饪方法都会对血脂造成不同的影响。晓妍听后，更加困惑了，忍不住追问："那高血脂到底能不能吃海鲜？"

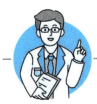

快问快答

问 **高血脂患者能吃海鲜吗？**

答：高血脂患者可以适量吃海鲜，但需要根据具体情况进行选择。

海鲜中有很多富含不饱和脂肪酸的深海鱼，如三文鱼、金枪鱼、鳕鱼等。不饱和脂肪酸，尤其是Omega-3特别有助于降低血液中的甘油三酯水平，还能保护心血管，这就意味着这类海鲜能在一定程度上改善血脂异常的状况。

海鲜中富含蛋白质的虾类、贝类也十分适合高血脂患者食用。扇贝、牡蛎、海虾不但蛋白质含量丰富，脂肪含量也很低，还含有丰富的锌、铁、硒等

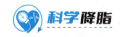

多种微量元素，多食不但不会升高血脂，还能为患者补充营养。

不过，也有不少高胆固醇的海鲜是不适合高血脂患者食用的，如鱿鱼，每 100 克鱿鱼的胆固醇含量约为 268 毫克。另外，蟹黄、虾脑的胆固醇含量都较高，如果大量食用，可能会使血液中的胆固醇水平进一步升高，加重高血脂的病情，增加动脉粥样硬化、冠心病等心血管疾病的发生风险。

一些加工类的海鲜产品，如鱼丸、虾丸、腌制类海鲜，在制作过程中可能会添加大量的油脂、淀粉和盐分等，过多食用也容易导致脂肪堆积，影响血脂代谢。

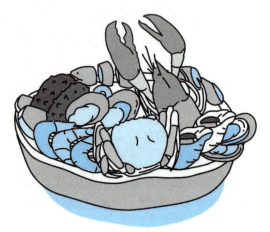

知识拓展

贝类怎么吃

贝类很容易受诺如病毒和霍乱弧菌的感染，所以食用时一定要蒸熟、煮透，以防生贝中含有的致病菌危害人体健康。购买时，要挑选新鲜的活贝，尽量少吃冰冻贝类。另外，扇贝只有贝丁可以放心食用，裙边和肠子容易藏污纳垢，需谨慎食用。

高血脂患者怎样吃才算均衡饮食?

老张退休后本想好好享受生活，可偏偏体检时查出高血脂，结果每天看着餐桌上的饭，这也不敢吃，那也不敢吃。

晚餐时儿子下班回家，老张特意做了红烧肉，自己却不敢吃。以前他无肉不欢，现在纠结半天后只敢夹上一小块，但还没放到嘴里，老伴就皱着眉头说道："少吃点肉吧，得控制血脂。"老张只好无奈地放下肉。

老伴见状又端上一盘凉拌菠菜，笑着说："多吃点蔬菜，这个好。"老张瞅着菠菜，苦笑着说："光吃菜，嘴里没味啊。"

饭后，儿子偷偷递给他一个大橙子，老张刚伸手，又停住了，担心地说："这水果糖分高，我能吃吗？"儿子说："您这也不敢吃，那也不敢吃，营养跟不上怎么办，得学会均衡饮食。"

晚上躺在床上，老张翻来覆去睡不着，心里直嘀咕："怎样吃才算均衡饮食呢？"

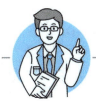

快问快答

问 高血脂患者怎样吃才算均衡饮食？

答：均衡饮食，一般指的是根据自身情况，从食物选择、饮食禁忌方面下手，做到营养均衡。

从理论上讲，一个人如果不偏食，基本可以从饮食中得到全面的营养。但想要做到这一点其实并不容易，大部分人会按照心意选择符合自己口味的食

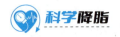

物，还有的人因为减肥只吃单一的食物，还有病患需要长期禁食某类食物，这些情况都会导致营养失衡。

要想达到饮食均衡，目前最好的办法就是尽量做到每餐食物多样化。

每日食物选择多样化

营养素	热量占比	优选食物
碳水化合物	50%～60%	糙米、燕麦、全麦面包等低升糖指数全谷物
蛋白质	10%～20%	鸡胸肉、深海鱼、豆类、低脂奶制品
脂肪	20%～30%	橄榄油、坚果等不饱和脂肪（70%），适量动物脂肪（30%）
维生素、矿物质、膳食纤维		深色蔬菜、低糖水果、藻类、菌类（每日25～30g 膳食纤维）

每日饮食主要由碳水化合物、蛋白质、脂肪、膳食纤维组成。高血脂患者应控制总热量摄入，重点减少饱和脂肪（如动物油脂）和反式脂肪（如油炸食品）的摄入。碳水化合物应选择低升糖指数的全谷物、豆类和蔬菜，如用燕麦替代白米饭，用红薯替代部分主食。

知识拓展

莲藕

莲藕富含膳食纤维，能够促进肠道蠕动，从而促进胆固醇的代谢。不过，莲藕切开后很容易变黑，这可不是变质，而是它富含的多酚类物质在接触空气后发生了氧化反应。莲藕中的膳食纤维有助于促进胆固醇代谢，其含有的维生素 C 和矿物质可辅助维持血管弹性，对心血管健康有一定益处。

有没有低胆固醇食物？

　　第二天一大早，老张就赶到医院，专门向医生咨询饮食建议。医生认认真真跟老张介绍了许多饮食禁忌，如不能吃动物内脏、蟹黄、蛋黄等高胆固醇食物。

　　老张听着听着，发现医生一直在强调避开高胆固醇食物，不由得心生疑惑："医生，听您说了这么多，都是不能吃高胆固醇食物。那到底有没有低胆固醇食物呢？我想多了解了解，以后吃饭也能心里有数。"

　　医生安慰道："别着急，我给您写个简单的饮食建议，您回去慢慢调整。只要坚持健康饮食，再配合适当运动，血脂肯定能控制好。"

　　拿着医生写的建议，老张满心感激地离开了医院，心里想着一定要按照医生说的，好好调整饮食，把血脂降下来。

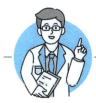 快问快答

问　有没有低胆固醇食物？

　　答：有。低胆固醇食物一般指的是蔬菜、水果、全谷物、豆类及豆制品、瘦肉类、鱼类等。

　　蔬菜：几乎所有蔬菜都是低胆固醇食物，如菠菜、西蓝花、胡萝卜、西红柿、黄瓜、芹菜等。蔬菜富含的膳食纤维、维生素和矿物质，有助于降低胆固醇的吸收。

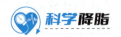

水果：苹果、香蕉、橙子、柚子、草莓、蓝莓等水果，不仅胆固醇含量极低，还含有丰富的果胶等膳食纤维，以及维生素 C 等抗氧化物质，有助于调节血脂，促进心血管健康。

全谷物：燕麦、糙米、全麦面包、玉米等全谷物，含有丰富的膳食纤维和复合碳水化合物，可增加饱腹感，减少胆固醇的摄入，同时有助于降低血液中的胆固醇水平。

豆类及豆制品：黄豆、黑豆、红豆、绿豆等豆类，以及豆浆、豆腐等豆制品，富含植物蛋白、膳食纤维和植物固醇，植物固醇可以抑制胆固醇的吸收，起到降低胆固醇的作用。

瘦肉：猪里脊、牛里脊、鸡胸肉的胆固醇含量相对较低，且富含优质蛋白质，但高血脂患者需要控制摄入量。

鱼类：大多数鱼类的胆固醇含量不高，尤其是三文鱼、鳕鱼、金枪鱼等富含不饱和脂肪酸的深海鱼，还能帮助降低血液中的甘油三酯水平，对心血管健康有益。

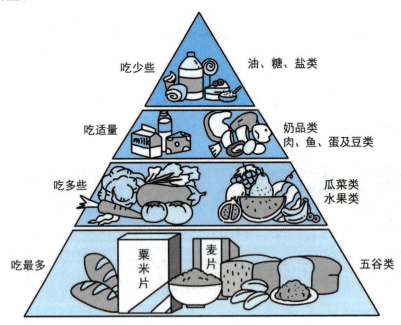

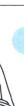

知识拓展

绢豆腐

豆腐属于大豆制品，富含植物蛋白，胆固醇低又营养。它起源于中国汉朝，相传是淮南王刘安在炼丹过程中偶然发明的。绢豆腐是豆腐的一个品种，以其滑嫩如脂的口感著称。在日本，绢豆腐深受民众喜爱，人们将细嫩的绢豆腐与冰激凌和牛奶结合，做成绢豆腐冰激凌和绢豆腐奶茶，别具风味，深受年轻人喜爱。

高血脂患者怎么分配进食时间和进食量？

老张回到家后，便严格按照医生给出的饮食建议执行。刚开始的几天，老张觉得挺新鲜，可没过多久，问题就来了。有时候上午10点多，他的肚子就开始咕咕叫；晚上6点吃完饭，睡觉前就又饿了。但时间晚了，又怕吃夜宵不好，只能强忍着。

老张纠结了好几天，最后还是硬着头皮跟医生诉说了自己的困惑。医生听后耐心地说道："咱可不能饿肚子，得学会合理分配进食时间，把握好进食量才行。"

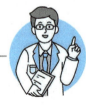

快问快答

问 高血脂患者怎么分配进食时间和进食量？

答：一般三餐时间按照正常作息时间固定下来即可，进食量应以控制总热量摄入为基础，根据年龄、性别、身体活动水平等因素计算每日所需热量。

高血脂患者可以根据情况在两餐之间进行一个简单的加餐，如上午10点左右和下午4点左右选择一些低糖水果、坚果等健康食物，既能补充能量，又能避免正餐时过度饥饿而进食过多。

进食量需要进行热量计算。一般而言，轻度体力活动的成年人，每天每千克体重需要25～30千卡热量；中度体力活动者需要30～35千卡；重度体力活动者需要35～40千卡。在此基础上，合理分配碳水化合物、蛋白质和脂肪的比例，其中碳水化合物占50%～65%，蛋白质占15%～20%，脂肪占20%～30%。

三 餐 分 配

- 早餐：全天热量占比25%～30%。全麦面包、燕麦片等，搭配一杯低脂牛奶、一个鸡蛋和适量蔬菜，如黄瓜、番茄等。

- 午餐：全天热量占比30%～40%。糙米饭、玉米、红薯等，搭配瘦肉、鱼类、豆类等富含优质蛋白质的食物，大量的蔬菜，如西蓝花、菠菜、芹菜等，蔬菜摄入量应占午餐食物总量的一半左右。

- 晚餐：全天热量占比30%～35%。易消化的粗粮，如小米粥、山药等，搭配适量的蛋白质食物和蔬菜。晚餐不宜吃得过饱，七八分饱为宜。

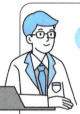

知识拓展

不吃早饭要不得

遵循"早饭要吃好，午饭要吃饱，晚饭要吃少"的原则能让身体代谢保持良好节奏。早上 8 点左右，身体对碳水化合物的代谢最活跃，这时吃点燕麦粥等优质碳水，不仅能开启活力一天，还利于血脂控制。要是打乱这个节奏，不吃早餐，身体会自动进入"饥饿模式"，中午更易暴饮暴食，导致血脂飙升。

高血脂患者如何选择食用油？

　　老张在了解高血脂患者的饮食禁忌后，打算好好研究一下做饭技巧。这天，老伴像往常一样拿起家里的猪油准备炒菜，刚要下锅，老张突然想起医生说要控制血脂，连忙制止："这猪油还能吃吗？是不是得换成植物油啊？"老伴一脸疑惑："猪油比植物油好，电视上都说了！"老张不同意，反驳说："猪油脂肪含量多高啊！猪油肯定不行。"两个人就这样你一言我一语吵了起来。

　　第二天一大早，老张再次找到医生，询问医生的意见："医生，市场上的油五花八门，像什么橄榄油、玉米油，还有传统的猪油，广告上都说自己的油好，可到底哪种适合我啊？"

　　医生耐心地说道："食用油选对了，对控制血脂的确有很大帮助。"接着，医生开始详细地向老张讲解不同食用油的特点，以及适合高血脂患者的选择方法。

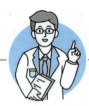

快问快答

问 **高血脂患者如何选择食用油？**

答：高血脂患者应避免或限制食用饱和脂肪酸或反式脂肪酸含量较高的食用油。

　　食用油中的脂肪酸分为饱和脂肪酸、单不饱和脂肪酸和多不饱和脂肪酸。高血脂患者应选择富含单不饱和脂肪酸和多不饱和脂肪酸，尤其是富含Omega-3和Omega-6多不饱和脂肪酸，同时饱和脂肪酸含量较低的食用油。

动物油中，鱼油富含 DHA 和 EPA，有助于降低甘油三酯水平，降低血液黏稠度，对心血管系统具有保护作用。但鱼油有特殊的鱼腥味，一般不用于烹饪，而是以胶囊的形式作为膳食补充剂服用。

　　猪油、牛油、羊油等动物油均富含过多饱和脂肪酸，多食会提升"坏胆固醇"水平，不利于控制血脂。

　　植物油中橄榄油和茶籽油富含单不饱和脂肪酸，尤其是油酸，能够降低"坏胆固醇"，还不会损害"好胆固醇"，有利于控制血脂。

　　亚麻籽油富含大量的 Omega-3 脂肪酸，它可以在人体内转化为 DHA 和 EPA，有助于降低血脂、抑制血小板聚集、减少血栓形成。

　　玉米油富含多不饱和脂肪酸，尤其是亚油酸含量较高，有助于降低胆固醇。

各种油的饱和脂肪酸含量	
油类	饱和脂肪酸含量
猪油	约 40%
牛油	约 60%
羊油	45%～50%
椰子油	约 82%
棕榈油	50% 以上

注：市面上的精炼植物油在精炼过程中会产生一定量的反式脂肪酸，而不正规的调和油也会含有较多的饱和脂肪酸或反式脂肪酸，不建议高血脂患者食用。

知识拓展

食用油的烟点

　　烟点高的食用油适合高温烹饪，如烟点在 190℃～246℃的花生油；烟点低的食用油更适合凉拌、低温烹饪，如橄榄油的烟点一般在 160℃～207℃。如果用橄榄油进行高温油炸，会产生更多有害物质，增加心血管疾病的发生风险。

怎样烹饪肉食才能不升血脂？

吃了几天少油没肉的粗粮饭，老张开始想念肥嫩飘香的东坡肉了。晚餐时，老伴做了一盘小炒肉，老张两眼放光，夹起一筷子就放进嘴里，可是只嚼了几下，就皱起了眉头，遗憾地说："还是肉香啊，可我这高血脂，可不能这么放心地吃肉。"老伴说："那我以后不做肉菜了，省得你看着眼馋。"

晚上，老张翻来覆去睡不着，想着总不吃肉也不行，医生也说了瘦肉是可以吃的，还是得想想怎么做，才不会影响血脂。煎炒怕油脂太多，炖煮又怕味道不够。翻来覆去睡不着，于是老张学年轻人刷起了手机，搜索了一些适合高血脂患者的肉食烹饪技巧，果然学到了不少小妙招。

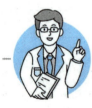

快问快答

问 怎样烹饪肉食才能不升血脂？

答：主要原则就是避免煎、炒、炸，多用蒸、煮、烤、拌。

重要的是，要选择脂肪含量较低的瘦肉，如猪里脊、牛里脊、鸡胸肉、鱼类等新鲜肉。另外，一定要避免香肠、腊肉、火腿、咸鱼等加工肉类。

烹饪方法上，尽量避免煎、炒、炸，而多用蒸、煮、烤、拌。

蒸：将处理好的肉类放入蒸锅中蒸熟，如蒸鱼，只需在鱼身上撒上葱姜蒜、料酒、蒸鱼豉油等调料，大火蒸 10～15 分钟即可。蒸制过程中，肉类中的油脂会部分流出，减少了脂肪的摄入。

煮：煮和炖能使肉类变得软烂，易于消化，同时也可去除部分脂肪。例如，煮牛肉汤时，将牛肉切块后放入锅中，加入适量的水和调料，小火慢炖1～2个小时。在炖煮过程中，脂肪会浮在汤的表面，撇去浮油后，汤和肉的脂肪含量都会降低。

烤：烤制时要注意控制温度和时间，避免烤焦产生有害物质。可以将肉类用少量橄榄油和调料腌制后，放在烤箱中烤制。烤制过程中，油脂会滴出，减少了脂肪含量。但要注意，不要使用过多的酱料，酱料中含有较高的糖分和盐分。

凉拌：将煮熟的肉类切成丝或片，加入蔬菜和调料凉拌。例如，凉拌鸡丝，将鸡胸肉煮熟后撕成丝，加入黄瓜丝、胡萝卜丝、香菜等蔬菜，再用生抽、醋、香油等调料拌匀。凉拌不需要额外添加大量油脂，既能保证口感，又能控制脂肪摄入。

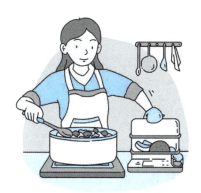

知识拓展

科学解冻更安全

解冻肉类时，建议采用冷藏解冻法（提前 1～2 天放入冰箱冷藏室），或用密封袋包裹后冷水浸泡（每 30 分钟换水）。若需快速解冻，可使用微波炉的解冻功能。避免直接室温放置，以防细菌繁殖。

高血脂患者能不能喝粥？

老张这天在小区的活动中心，与几个老伙计聊起了养生，聊着聊着话题就转到了饮食上。

老张兴致勃勃地说："我最近天天在家喝粥，想着这粥清淡，对控制血脂肯定有好处。"没想到老李立马反驳道："粥大多是用大米熬的，大米糖分高，吃多了血糖噌噌涨，血糖一高，血脂能好吗？我看你可别喝粥了。"

老张一听不乐意了，说："我查过资料，粥里的膳食纤维能降血脂，怎么就不能喝了？而且我觉得粥好消化，如果怕升糖，可以多加些杂粮。"

一旁的老王也发表意见："话是这么说，可杂粮粥不好喝，没办法顿顿喝，大多还是喝大米粥。"

几个人你一言我一语，谁也说服不了谁。

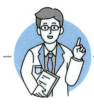

快问快答

问 **高血脂患者能不能喝粥？**

答：能喝，但喝粥也有不少讲究和注意事项。

一般来说，粥的热量相对较低，以常见的大米粥为例，每 100 克大米粥的热量约 46 千卡，而每 100 克油条的热量约 388 千卡。如果用粥替代类似高热量的主食，那么有助于控制每日总热量的摄入，对于高血脂患者控制体重和血脂水平是有益的。但如果长期大量食用精细谷物熬制的粥的确容易升糖，血糖的剧烈波动可能会影响脂肪代谢，不利于血脂的控制。

当然，如果想要让粥的热量更低一些，可以选择一些富含膳食纤维的食材来煮粥，如燕麦、糙米、南瓜、薏米、豆类等。膳食纤维可以促进肠道蠕动，增加饱腹感，减少其他食物的摄入。同时，还能与肠道中的胆固醇结合，促进胆固醇的排出，降低血液中胆固醇的水平。燕麦粥中富含的 β-葡聚糖，就具有良好的降血脂作用。

另外需要注意的是，煮粥时应避免加入过多的糖、奶油、猪油等高糖高脂的配料，否则会使粥的热量和脂肪含量大幅增加，对高血脂患者极为不利。

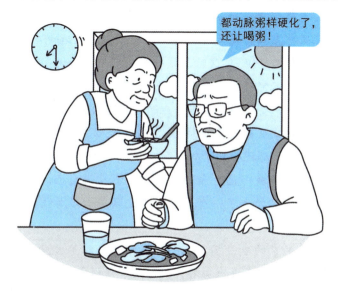

知识拓展

蛋黄蛋白一起吃

蛋黄中的胆固醇和卵磷脂其实是一对"奇妙搭档"。卵磷脂能把胆固醇牢牢包裹起来，防止它在血液里"捣乱"。所以吃鸡蛋时，别因为怕胆固醇就扔掉蛋黄，卵磷脂和胆固醇的默契配合，说不定能让营养更好地被人体利用。

喝茶可以降血脂吗？

这天，老张和老伙计们在公园晨练后，便坐在长椅上休息。其中一个朋友从包里掏出保温杯，喝了一大口，满足地说："每天喝杯浓茶，感觉浑身都舒坦。"这时，另一个朋友接过话说："我听说喝茶好处可多了，说不定还能降血脂呢。"老张一听，心里一想，他家里还藏着不少好茶，要是喝茶真能降血脂，那可太好了。

然后，马上就有朋友提出疑问："喝茶降血脂？我可不信，要是喝茶就能降血脂，那还要药干吗？"

几个人你一言我一语，争论了起来。有人说自己的亲戚坚持喝茶，体检时血脂真的降了；有人则认为这只是心理作用，没有科学依据。

老张听着大家的争论插不上一句话，他平时不太爱喝茶，还真没太留意喝茶对血脂有没有影响，所以没有话语权。

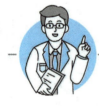

快问快答

问 喝茶可以降血脂吗？

答：多喝水和茶对减肥和调节血脂有一定辅助作用。

高血脂患者的确应该多喝茶水，茶多酚中的儿茶素类化合物具有抗氧化作用，能够减少脂质过氧化，降低氧化性低密度脂蛋白胆固醇的生成，从而起到调节血脂的作用。绿茶因未经发酵，所以含有丰富的茶多酚，经常喝绿茶可以减少内源性脂肪的合成，起到减肥和调血脂的作用。

红茶中特有的茶黄素可以抑制胆固醇的吸收，减少肠道对食物中胆固醇的摄取。同时，茶黄素还能促进胆固醇转化为胆汁酸排出体外，降低血液中胆固醇的含量。

黑茶、乌龙茶中的茶多糖能够提高机体对胰岛素的敏感性，使细胞更好地摄取和利用葡萄糖，减少糖向脂肪的转化，进而有助于降低血脂水平。

其实，适量饮茶可补充水分，但需注意避免过量饮用浓茶，如果有人对茶类物质过敏，不适宜饮茶，那么可以试着喝淡茶，或者多喝白开水，也能起到一定的作用。

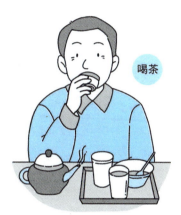

喝茶

知识拓展

大脑也爱喝水

"多喝水"其实并不仅仅是中国人的一句客套话，多喝水真的很有用。大脑只占人体体重的 2% 左右，却消耗着人体 20% 的能量，而水在这个过程中起着关键作用。当你感觉大脑有点"卡壳"时，很可能就是缺水了。这时，多喝水就能让大脑的血液循环更加顺畅，让大脑细胞活跃起来。

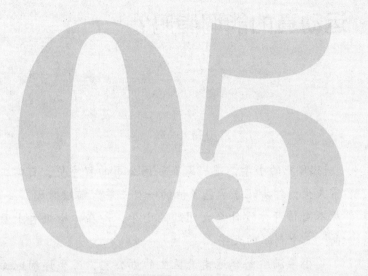

科学运动，让血脂快一点燃烧

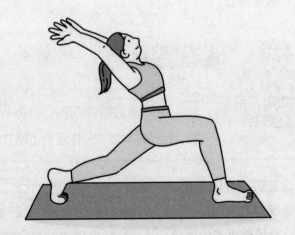

运动真的能调脂吗？

　　28岁的小李，是一家互联网公司的程序员，日常工作忙碌，经常久坐，外卖几乎承包了他的一日三餐。前段时间，公司组织体检，原本自信身体没什么大问题的小李，却在体检报告上看到了"血脂高"三个刺眼的大字。

　　小李满脸愁容地走进医生的办公室，医生详细地询问了他的生活习惯后，温和地说道："你也别太担心，你这么年轻，目前血脂升高的情况不算太严重，暂时不用药物治疗，可以先通过饮食加运动来调理。"

　　小李有点儿惊讶，问道："真的不用吃药吗？我还以为肯定得靠药才能降下来。"医生笑着解释："你这种情况，主要是不良生活习惯导致的。从现在起调整饮食，配合规律运动，身体有很大机会能自行调节血脂。"

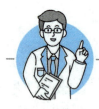

快问快答

问 **运动真的能调脂吗？**

答：运动确实能在一定程度上调节血脂。

　　运动时，身体会比平时需要更多的能量，这时，脂肪就会被动员起来分解为脂肪酸和甘油，为身体提供能量。运动时，肝脏中脂肪酸会加速氧化代谢，这会消耗更多的脂肪，从而降低血液中甘油三酯等脂质的水平。长期坚持跑步、游泳等有氧运动，能明显提高身体的脂肪代谢能力，帮助减少体内脂肪堆积，降低血脂。

运动还能提高"好胆固醇"的水平，规律运动的人血液中的"好胆固醇"水平要比不运动的人高。而"好胆固醇"能将血管壁中的胆固醇转运到肝脏进行代谢，起到保护血管的作用。

力量训练类的运动还可以增强肌肉等组织对胰岛素的敏感性，促使胰岛素更好地发挥作用，从而调节血糖和血脂代谢。

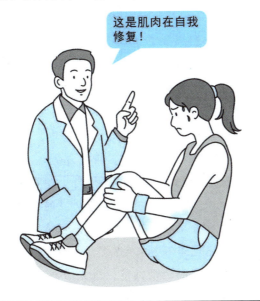

这是肌肉在自我修复！

知识拓展

为什么运动后会让身体疼痛

有时剧烈运动后，明明身体没有受伤，却感到莫名疼痛，因此被人们称为"幽灵疼痛"。这是因为运动能使肌肉产生微小撕裂，从而释放炎症介质，刺激神经末梢，引发疼痛。不过，这种疼痛是身体在自我修复，适当休息和拉伸就能缓解。

为什么有氧运动更有益于降血脂？

　　小李虽然没有运动习惯，但为了尽快恢复身体健康，还是咬咬牙办了一张健身卡。小李本来是被迫运动，但进了健身房，看到那些肌肉发达的健身达人，立刻受到激励，想快些看到效果，于是，他每次去健身房都会选择高强度的训练，如快跑、杠铃深蹲、卧推，一组接着一组，每次都练到大汗淋漓、精疲力竭。

　　然而，忍受了好几个月的肌肉疼痛，当小李再次去医院复查血脂时，结果却让他大失所望，似乎并没有明显的改善。小李十分困惑地来到医生的办公室寻求帮助："医生，我饮食也注意了，运动也坚持了，为什么血脂还是降不下来呢？"

　　医生耐心地询问了他的运动细节，听完后恍然大悟地说道："问题可能出在运动方式上，如果想要单纯降血脂，有氧运动更有益。"

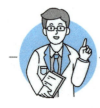

快问快答

问　为什么有氧运动更有益于降血脂？

答：因为不同形式的运动有着不同的消耗源，有氧运动更能消耗血液中的甘油三酯，无氧运动主要消耗的是肌肉中的糖分。

　　有氧运动的特点是强度不大，就算长时间进行也不容易让肌肉产生疲劳物质，且能使身体进入有氧代谢状态，持续不断地消耗身体里的能量。为了给身体供能，脂肪会被大量分解为脂肪酸和甘油，从而降低血液中甘油三酯等脂质成分的含量，也就是进入燃脂期。运动时间越长，对甘油三酯的消耗就越明显，从而有效降低血液中甘油三酯的含量。比如，长期坚持慢跑、游泳、骑行等有氧运动的人，体内脂肪的消耗会明显增加，血脂水平也会随之下降。

无氧运动强度大、持续时间短，主要依靠肌肉的瞬间爆发力。身体在这种情况下主要依赖磷酸原系统和糖酵解系统快速提供能量，优先消耗的是肌肉中的糖原以及血液中的葡萄糖。由于能量供应主要来源于糖分的快速分解，对血液中甘油三酯的动用相对较少，所以在降低血脂方面，无氧运动的效果就不如有氧运动明显。

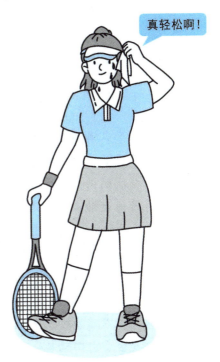

真轻松啊！

无氧运动当然也有消耗脂肪的作用，但总的来说，无氧运动主要是促进肌肉修复和生长，对脂肪代谢相关的酶和激素等的调节作用相对较弱，无法像有氧运动那样持续而有效地促进甘油三酯的分解和代谢，所以难以产生显著的降脂效果。

知识拓展

运动能让人更聪明？

运动不仅锻炼肌肉，还能提升大脑功能。这是因为运动能促使大脑分泌脑源性神经营养因子（BDNF），这就像给大脑"施肥"，能促进神经元生长和修复，增强记忆力、提高学习能力。经常运动的人，在认知测试中往往表现更好。

高血脂患者适宜多大的运动量？

　　小李认真听完医生的解释，并把一些要点记在手机备忘录里。离开医院后，他没有急着去运动，而是先着手调整了运动计划。小李十分聪明，立刻抓住了运动的关键，即想要调脂，关键在于让身体持续地运动，而不是运动强度要有多高。运动强度大了，运动时长就无法持久，这样就无法调动血液中的甘油三酯。

　　于是，他开始浏览网页，搜寻有关有氧运动的知识。此后，他不再一进健身房就疯狂地进行高强度力量训练，而是先在跑步机上以适中的速度慢跑30分钟，感受自己的呼吸和心跳，让运动强度始终保持在不疲劳的程度。跑完后，再做一些简单的拉伸运动。这样，他每周会雷打不动地去健身房3次，周末还会去公园骑一个小时自行车。坚持了一段时间后，小李发现自己不再像以前那样容易疲惫，精神头也越来越好。又到了复查血脂的日子，小李心里既紧张又期待，不知道这次的努力是否会有回报……

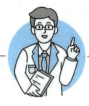

快问快答

问 高血脂患者适宜多大的运动量？

答：高血脂患者适宜的运动量需要结合个人的身体状况、运动能力和病情严重程度等因素来确定。

运动强度

高血脂患者可通过心率来衡量运动强度，一般以中等强度的运动为宜。

运动时的心率达到（220－年龄）×（50%～70%）次／分钟。

例如，50岁人群的中等强度心率范围为85～119次／分钟。若无法监测心率，可通过体感判断：运动时微微出汗，能正常说话但无法唱歌。

运动时间

高血脂患者以每次做30～60分钟的有氧运动为宜，时间太短，身体还没进入高效燃脂状态就结束了；时间太长，容易疲劳，还可能受伤。只有在运动30分钟以上，身体才能够充分进入有氧代谢状态，使脂肪得到有效分解和消耗，从而达到调节血脂的目的。

运动频次

运动频率也很关键，一般以每周3～5次为宜，两次运动间隔时间最好不超过3天，这样既能给身体足够的锻炼，也能让身体有时间恢复。

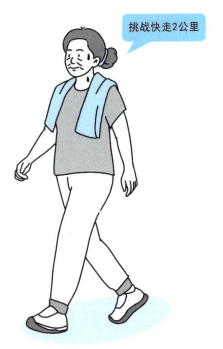

挑战快走2公里

知识拓展

饭后百步走，活到九十九

传统观念认为"饭后百步走，活到九十九"，但这其实并不适合所有人。刚吃完饭，大量血液会流向胃肠道帮助消化，此时剧烈运动就会分散血液的流向，影响消化，甚至引发腹痛。患有胃下垂、冠心病等疾病的人，饭后更要避免立即运动，最好休息1～2个小时后再进行适度活动。

高血脂患者运动时应特别注意什么？

　　拿到复查报告的那一刻，小李高兴坏了，血脂指标有了明显的好转！甘油三酯和胆固醇水平都下降了不少，这几个月的努力总算没有白费。他迫不及待地给医生看报告，医生也为他感到高兴，鼓励他继续保持。走出医院，小李感觉天空格外湛蓝，空气也格外清新。从那以后，运动在小李的生活中彻底扎下了根，他不仅越发注重运动锻炼，还将身边人都调动起来。

　　原来，小李发现身边有不少朋友和曾经的自己一样，被高血脂等健康问题困扰，却又不知道该如何正确运动。热心的小李决定发挥自己的"专长"，组织一个健身达人群。在群里，小李每天都会分享自己的运动心得和调脂经验，从饮食搭配到运动细节，事无巨细。他还会定期发布一些运动科普知识，帮助大家正确认识运动对健康的重要性。

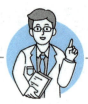

快问快答

问 运动时应特别注意什么？

答：做运动时除了控制好运动量和时间，还应做好安全防范措施。

运动装备

　　在运动时，高血脂患者需要确保穿着舒服、透气的运动鞋和运动衣，保证运动的舒适性和安全性，还要检查运动场地的器材是否安全，以免受到意外伤害。另外，如果患者有其他基础病，需要随身携带必要的药物，以备不时之需。

合理饮食

不要在过饱的状态下运动，否则容易消化不良、腹痛等；也不可在饥饿状态下运动，否则容易头晕、乏力等，影响运动效果和身体健康。

充分热身

热身是为了让身体逐渐适应即将开始的运动，缓慢提升心率和体温，增加肌肉和关节的灵活性，从而减少运动损伤。因此，患者在开始运动前需要做5 ~ 10分钟的热身运动。

水的补给

运动过程中会因出汗而流失大量水分和电解质，应适时适量补充水分，一般以每15 ~ 20分钟喝150 ~ 200毫升水为宜，不要等到口渴了才喝水。但也不要一次性大量饮水，以免引起胃肠道不适。

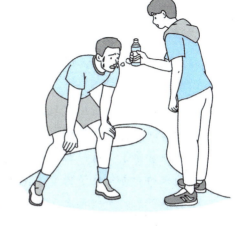

做好拉伸

运动结束后，还要进行10 ~ 15分钟的拉伸放松活动，如腿部、手臂的伸展等，既能帮助放松肌肉，减少肌肉酸痛和疲劳感，促进身体恢复，还能有效降低运动后肌肉拉伤的风险。

知识拓展

运动后不可立刻洗澡

大汗淋漓后洗个热水澡，想想都痛快！但是，运动后是不能立刻洗澡的。因为运动后身体血液循环加快，毛孔张开，立即洗澡容易导致血管收缩，引起头晕、心慌等不适症状，也容易伤风感冒，甚至诱发心脑血管疾病。建议休息30分钟，等身体恢复平稳状态后再洗澡。

高血脂患者运动后怎样合理补充营养?

运动一段时间后,小李的甘油三酯和胆固醇数值显著下降,医生对他的努力和坚持赞不绝口,鼓励他继续坚持。小李还发现他微微隆起的肚腩也同高血脂一起不见了,以前那个"油腻的程序员"变成了"精神小伙"。

然而,最近他发现每次运动后,身体总感觉很累,双腿像灌了铅似的沉重,肚子里仿佛有个无底洞,见什么都想吃。他知道,这是身体缺营养了。有一回结束健身后,小李路过一家面包店,立刻被扑面而来的麦香勾住了脚步。犹豫了很久后,他还是放弃了,生怕好不容易降下来的血脂再次反弹。小李不禁反思,运动后到底能不能满足一下口腹之欲呢?或者有没有科学补充营养的方法,让他既能满足身体需求,快速恢复体力,又不会让血脂再次失控呢?

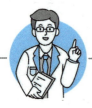

快问快答

问 **高血脂患者运动后怎样合理补充营养?**

答: 运动后补充营养对于身体恢复、肌肉修复和生长以及整体健康都非常重要,但要注意科学、合理,不能想吃什么吃什么。

人体在运动后的 30 分钟内,身体对营养物质的吸收能力十分强,应尽快摄入一些易于吸收的营养物质,如碳水化合物和蛋白质,为身体快速补充能量,启动肌肉修复过程。可以选择全麦面包、糙米、燕麦等复合碳水化合物,它们富含膳食纤维，可延缓碳水化合物的吸收，避免血糖快速上升，进而减少脂肪合成。红薯、土豆等薯类也是很好的选择，它们不仅含有丰富的膳食纤维，还能提供一定的能量，帮助恢复体力。一般来说，每公斤体重可摄入1.2～1.6克碳水化合物。

运动后的1～2个小时内，还可以进行更全面的营养补充，吃一顿包含碳水化合物、蛋白质、脂肪、维生素和矿物质的正餐或加餐，进一步满足身体恢复的需求。

蛋白质可以优先选择植物蛋白，如豆类及其制品，大豆中含有的大豆蛋白和大豆磷脂有助于降低胆固醇。动物蛋白可选择脂肪含量较低的鸡肉、鱼肉等白肉，尤其是深海鱼，每周可食用2～3次。

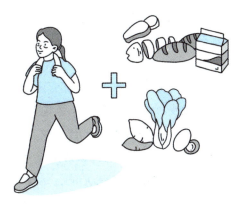

保证每天一个鸡蛋，鸡蛋中的蛋白质是优质蛋白，虽然蛋黄中胆固醇含量较高，但适量食用对血脂影响不大，且蛋黄中的卵磷脂有助于脂质代谢。

另外，还可以适当补充维生素和矿物质，如水果、蔬菜和牛奶等。

知识拓展

运动改变味觉

高强度运动后，味觉可能会发生奇妙变化。这是因为运动能够降低味蕾对甜味和咸味的敏感度，所以运动后吃甜食或咸食时，会发现没有往常那么甜或咸。这大概是身体在告诉你，此时更需要补充水分和电解质，而非高糖、高盐食物。

空腹运动好还是
饭后运动好？

　　小李在健身圈逐渐变得小有名气，大家都知道他凭借科学运动和合理饮食，改善了健康状况。小李也乐在其中，经常和群里的朋友分享运动心得。

　　一天，群里围绕着"空腹运动好还是饭后运动好"开始了一场讨论。健身达人阿强说："肯定空腹运动好啊！我每天早上起来都会空腹跑步，空腹才能充分燃烧脂肪。"他还配上了一张自己健硕身材的照片，引得群里人一阵赞叹。可刚入群不久的上班族小美提出了不同的看法："我觉得饭后运动才好，我晚上吃完饭休息一会儿就去跳操，感觉精力特别充沛，运动强度也能跟上。要是空腹去跳，我怕跳几下就低血糖晕过去了。"

　　接着，老张也加入讨论："我之前空腹跑步，跑着跑着就心慌手抖，差点出事儿。还是饭后运动靠谱，吃了饭才有力气运动。"

　　大家你一言我一语，各执一词，谁也说服不了谁。最后，大家请经验丰富的小李说说他的看法，但小李觉得大家说得都有道理，一时间也拿不准。

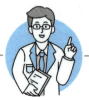

快问快答

问　空腹运动好还是饭后运动好？

答：空腹运动和饭后运动各有优缺点，适用于不同的情况。

空腹运动

空腹状态时，体内的糖原储备相对较低。运动时，身体会更多地调动脂肪来提供能量，从而提高脂肪的燃烧效率。所以对于想要减肥或降脂的人来说，空腹运动的确是一个不错的选择。

长期坚持空腹运动还能增加脂联素的分泌。脂联素是由脂肪组织分泌的蛋白质，具有改善胰岛素抵抗、调节脂质代谢等作用，能够促进脂肪酸的氧化分解，减少脂肪在血管壁等部位的沉积，对降低血脂有益。

饭后运动

饭后适当运动可以促进身体对血液中葡萄糖的利用，减少多余的葡萄糖转化为脂肪储存起来。饭后运动还能促进血液循环，增强肝脏等器官的代谢功能。肝脏可以将血液中的胆固醇转化为胆汁酸等物质，通过胆汁排出体外，或者将胆固醇转运到其他组织中进行利用，从而降低血液中的胆固醇含量。

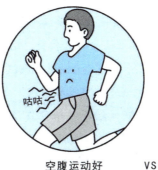 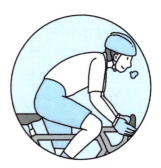

空腹运动好　　　VS　　　餐后运动好

需要注意的是，饭后不宜立刻进行高强度运动，应过 1 ~ 2 个小时后再进行强度训练。其实，无论空腹运动还是饭后运动，关键在于长期坚持，且要根据个人的身体状况、运动目标和生活习惯等因素，合理选择运动时间和运动方式，这样才能更好地降血脂、改善身体状况。

知识拓展

长寿基因与脂联素

长寿人群体内的脂联素水平往往相对较高，这是因为与长寿相关的一些基因因素是通过调节脂联素发挥活性的，从而积极影响身体代谢和健康，进而达到延长寿命的目的，这也让脂联素与"长寿"这个神秘而诱人的话题有了千丝万缕的联系。

常年坚持一项运动能降脂吗？

最近，健身群里又迎来了一位新成员阿豪。阿豪一进群就迫不及待地分享他的健身日常，还附上了满满一屏的运动打卡记录，有动感单车，有搏击操，有时晚上还会跳普拉提，运动项目真是五花八门。

不过，阿豪转而抱怨起来："奇怪了，我这么努力健身，运动强度也不低，怎么感觉成效不大呢？体重没降多少，血脂也没什么变化。"

小李看到阿豪的苦恼，忍不住给他发了条私信："我觉得你可以试试规律运动的同时定期调整运动类型，这样说不定效果会更好。"阿豪很快回复："为什么？我觉得多尝试不同运动，能锻炼到不同部位，不是更全面吗？"

小李耐心地解释道："我为了降血脂，一开始也是尝试各种运动，后来固定为以有氧运动为主，搭配每周两次力量训练，效果才慢慢出来了。"阿豪听后，半信半疑："可是我觉得每天坚持一种运动好枯燥啊，很难坚持下来，这样真的有用吗？"

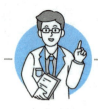

快问快答

问　常年坚持一项运动能降脂吗？

答：能降脂，但需科学调整运动方案。

单一运动的利弊

长期坚持一项运动（如慢跑、游泳）可提升运动效率，减少动作失误和风险。例如，规律跑步 6 个月以上者，脂肪氧化效率可比新手提高 15% ～ 20%。但随着身体适应性的增强，代谢系统会逐渐"节省能量"，导致降脂效果停滞

（即进入"平台期"）。

多样化运动的优势

突破代谢平台：交替进行有氧运动（如骑行、跳绳）和抗阻训练（如哑铃、弹力带），可使身体持续产生应激反应，促进脂肪分解。研究表明，结合有氧与力量训练者，"好胆固醇"的提升幅度比单一运动者高 30%。

全面改善代谢：力量训练能增加肌肉量，提高基础代谢率（每增加 1 千克肌肉，每日多消耗 110 大卡）；柔韧性训练（如瑜伽）可增强胰岛素敏感性，间接辅助降脂。

降低损伤风险：避免长期重复同一动作对关节的过度压力（如跑步者的膝关节、游泳者的肩关节）。

科学建议

每周的运动计划如下。

3 次有氧运动（每次 40 ～ 60 分钟，如快走、骑自行车）。

2 次力量训练（每次 30 分钟，针对大肌群）。

1 次柔韧性训练（如瑜伽、太极）。

每 6 ～ 8 周调整运动强度或类型（如将慢跑改为间歇跑），以持续刺激身体代谢。

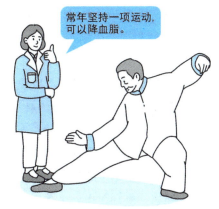

常年坚持一项运动，可以降血脂。

知识拓展

会"说话"的半月板

你的膝关节会不会发出"咔咔"的声音呢？这是半月板在"说话"。当半月板出现问题，膝关节进行屈伸活动时，就会出现弹响或卡顿的现象，这是半月板在向你传递它受伤了的信息。不过，只有当弹响伴随着疼痛、肿胀或活动受限时，才意味着半月板出了状况，需要及时就医检查。

抗阻运动能改善脂肪代谢吗?

这天，小李正饶有兴致地翻看健身群里的聊天记录，突然，一条消息吸引了他的注意："抗阻运动到底能不能改善脂肪代谢？"

健身新手小张率先发言："抗阻运动就是力量训练，主要作用就是增肌。我跟着网上教程练了几个月，肌肉明显变结实了，可体重和血脂都没什么变化。所以我觉得要想降血脂，还得靠有氧运动，像跑步、游泳，那才是消耗脂肪的'主力军'。"

可强子不这么认为："话不能这么说，我之前专门研究过，抗阻运动对脂肪代谢的影响可不小。我在做力量训练的时候，虽然体重没降太多，但体脂率下降很明显，这说明脂肪肯定是被消耗了。而且，肌肉量增加了，基础代谢也跟着提高，平时就算躺着都比以前消耗更多热量。"阿强一边分享自己的经验，一边晒出了自己的体脂率检测报告。

群里瞬间分成了两派，大家你一言我一语，争论得不可开交……

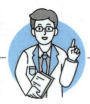

快问快答

问 抗阻运动能改善脂肪代谢吗？

答：当然可以，但抗阻运动与有氧运动搭配起来效果会更好。

抗阻运动，又称阻力运动或力量训练，是一种通过对抗外部阻力来增强肌肉力量、耐力和体力的运动方式。常见的抗阻运动有杠铃、哑铃，还有通过自身重量来完成的俯卧撑、深蹲、引体向上等。

抗阻运动是通过对肌肉施加负荷，使肌肉纤维产生微小撕裂的运动。在身体修复这些撕裂的过程中，肌肉纤维会变得更粗壮，肌肉力量随之增强。肌肉量的增加会提高身体的基础代谢率。因为肌肉在休息时也需要消耗更多的能量来维持其功能和结构，所以基础代谢率的提升意味着即使在不运动时，身体也能消耗更多的热量，有助于控制体重。

所以，长期坚持抗阻运动有助于改善身体代谢环境，使身体更倾向于脂肪代谢。

另外，抗阻运动能对骨骼产生机械应力刺激，促进骨骼细胞的活性，增加骨密度和骨量，提高骨骼的强度和韧性，有助于预防骨质疏松症等骨骼疾病，尤其对中老年人意义重大。

所以，运动达人在有氧运动的基础上，合理搭配阻力运动，可以使运动更高效。

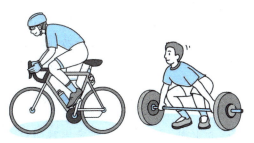

知识拓展

雌激素与女性骨健康

雌激素对于女性的骨骼来说，就像一个"保护罩"。女性绝经前，雌激素可以促进成骨细胞发挥作用，积极构建新的骨骼组织，同时对破骨细胞产生抑制，限制其对骨质的吸收破坏。绝经后，女性雌激素的分泌量大幅减少，成骨细胞的造骨能力减弱，而破骨细胞活性相对增强，导致骨质流失速度加快，骨骼密度降低，从而引发骨质疏松症等问题。

居家运动也能有效吗？

　　最近，群里加入了一位新成员——王姐。她是一位家庭主妇，老人卧病在床，小孩也需要她照顾。前段时间去体检，她查出高血脂，同时血糖也有问题，医生鼓励她要多运动，可她的情况根本不允许她出门运动。

　　于是大家纷纷出谋划策，阿强热心地说："你可以利用做家务的时间来运动，扫地、拖地、擦窗户，这些动作都能活动身体，这不就相当于运动了嘛！"小李却有不同看法："做家务和真正的运动可不一样。做家务时动作比较单一，运动强度也低，很难达到有效心率。运动的目的是提高心肺功能，显然做家务做不到。王姐要是想通过运动改善血脂和血糖，还是得专门安排时间做一些有针对性的居家运动。"

　　阿强反驳说："可王姐情况特殊，能利用的时间就这么点，做家务好歹也是动起来了，总比一直坐着强。而且积少成多，每天坚持，肯定也有效果。"

　　两人你一言我一语，其他群友也纷纷加入讨论，但都各执一词，谁也说服不了谁。

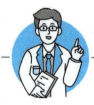

快问快答

问 居家运动也能有效吗？

答：家务虽然不可替代运动，但居家也是可以运动起来的。

拖地、擦窗子等家务并不能替代运动。虽然家务劳动能让人活动起来，也能消耗一定热量，但它在运动强度、运动的全面性和针对性上难以和专门的运动相比，而且动作毫无规则，容易受伤，更无法像运动那样有效提升心肺功能、增强肌肉力量等。

不过，居家并不妨碍做运动，很多运动项目能居家进行，还能利用碎片时间进行。

改善心肺功能的居家运动

跳绳、健身操、原地跑等，长期坚持下去，能增强心肺耐力，提升肺活量，使呼吸更加顺畅、深沉，在日常活动中更不容易感到疲劳。有节奏的健身操配合呼吸，能促进血液循环，增强肺部的气体交换能力，对预防心血管疾病有积极作用。

提高柔韧性的居家运动

瑜伽、普拉提可以帮助身体拉伸肌肉和韧带，能有效拉伸腿部、腰部、背部等部位的肌肉，增强肌肉的弹性，扩大关节的活动范围，减少肌肉酸痛和受伤的风险。

增肌的力量训练

俯卧撑、平板支撑等自重训练能有效锻炼胸肌、腹肌、手臂肌肉等；还可以利用弹力带、哑铃等简单器械进行深蹲、弯举等运动来增加肌肉负荷，长期坚持下去，能有效提高身体的基础代谢率。

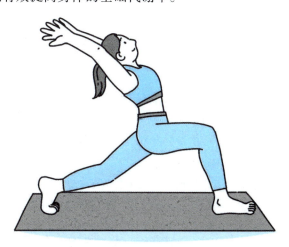

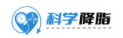

知识拓展

利用碎片时间运动

早上起床后花 5 分钟做几个简单的伸展动作；工作或做家务间隙，可以进行 10 分钟的深蹲、踮脚尖等；晚上还可以边看电视边做平板支撑或空中蹬自行车，每次几分钟，积少成多也能达到运动效果。

06

起居健康，情绪和环境同样重要

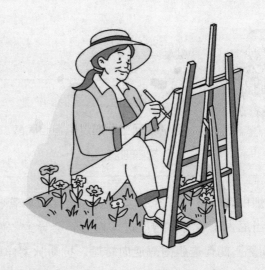

吸烟为什么会影响血脂？

　　老贾是个有着20多年烟龄的烟民，每天至少一包烟。在他看来，吸烟是生活中不可或缺的一部分，压力大的时候、饭后闲聊的时候，都离不开一支烟。

　　最近，老贾总感觉身体不太舒服，时不时头晕，而且稍微活动一下就气喘吁吁。在家人的强烈要求下，他去医院做了个全面检查。结果出来后，医生说他各项血脂指标都超出了参考范围。

　　老贾想不明白，自己平时饮食还算规律，并没有暴饮暴食的习惯，怎么就突然高血脂了呢？当医生告知他，这和他长期吸烟的习惯有很大关系时，他更是一脸不可思议，瞪大了眼睛说："吸烟怎么会和血脂有关系呢？我抽了这么多年烟，从来没听说过这个事儿啊！"医生耐心地解释了几句，但老贾还是满脑子疑惑……

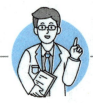

快问快答

问　**吸烟为什么会影响血脂？**

　　答：吸烟主要通过影响胆固醇、甘油三酯、代谢酶的水平影响血脂健康。

　　香烟中含有尼古丁等有害物质，会导致血管收缩，血压上升，增加血栓风险。当尼古丁等有害物质进入血液，会导致"好胆固醇"水平降低，本来"好胆固醇"能促进胆固醇逆向转运、抗动脉粥样硬化，因此它的水平下降不利血脂代谢。吸烟还会增加"坏胆固醇"的氧化，形成氧化型低密度脂蛋白胆固醇，它更容易沉积在血管壁，导致血脂异常。

香烟点燃后，烟雾中含有的一氧化碳进入人体后会与血液中的血红蛋白结合，形成碳氧血红蛋白，影响红细胞的携氧能力，导致组织缺氧，进而引发心脑血管疾病。

香烟中的尼古丁成分可激活交感神经，使脂肪组织中的脂肪分解增加，释放出更多脂肪酸进入血液，肝脏利用这些脂肪酸合成更多的甘油三酯，从而导致血液中甘油三酯水平升高。

吸烟还会抑制脂蛋白脂肪酶的活性，脂肪酶对甘油三酯的分解代谢有着关键作用，其活性受抑制会使甘油三酯分解减少，在血液中堆积，进而影响血脂平衡。

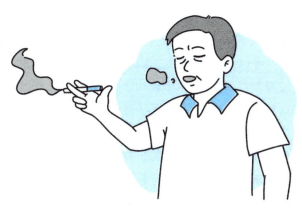

知识拓展

吸烟的人为什么会依赖香烟

因为香烟中的尼古丁能快速进入大脑，与尼古丁乙酰胆碱受体结合，促使大脑释放多巴胺。多巴胺是快乐因子，能给人带来愉悦感和满足感。长期吸烟后，大脑会适应这种刺激，一旦中断就会出现焦虑、烦躁等戒断反应，从而让吸烟者产生生理和心理上的依赖，难以摆脱香烟。

酗酒真的会让血脂升高吗？

为了身体健康，老贾好不容易下定决心戒烟，但他发现戒烟并不是一件容易的事。戒烟后，他总觉得抓心挠肝，心里空落落，都没精神工作了。于是，他开发了另一项爱好——喝酒。老贾以前不爱喝酒，但最近发现在酒桌上既不吸烟又不喝酒，一坐几个小时，简直太尴尬了，所以就这么推杯换盏间养成了酗酒的习惯。

在酒精的帮助下，老贾终于戒烟成功。两个月后，他去医院复查，本以为血脂水平会有很大改善，没想到更糟了。医生仔细询问了他的生活习惯，又排除了遗传、特定药物等可能导致高血脂的病因后，怀疑血脂居高不下与他酗酒的习惯有关。

老王瞪大了眼睛，满脸疑惑地看着医生说："我只听说酗酒对肝脏不好，可没听说过跟血脂有什么关系，喝酒真的会影响血脂吗？"

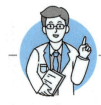

快问快答

问 酗酒真的会让血脂升高吗？

答：过量饮酒会通过多种机制导致血脂异常。

少量饮酒可能会暂时提升高密度脂蛋白胆固醇水平，但这种作用持续时间短且存在个体差异。更重要的是，酒精会增加患乳腺癌、肝癌等的风险，升高血压，促进血小板聚集，抵消可能的心血管益处。世界卫生组织（WHO）明确指出，不存在安全饮酒剂量，不建议为了调血脂而饮酒。

过量饮酒则会干扰肝脏的正常代谢功能，促使肝脏合成更多的甘油三酯。

同时，它还会降低脂蛋白脂肪酶的活性，使甘油三酯的分解代谢减少。此外，酗酒还会引发炎症反应，损伤血管内皮细胞，导致脂质更容易在血管壁沉积，最终造成血脂升高。

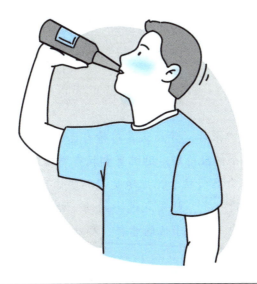

知识拓展

啤酒肚的秘密

　　酒精本身具有较高热量，且饮酒常伴随高热量饮食。酒精会抑制脂肪氧化，造成腹部脂肪堆积。啤酒因含碳水化合物，过量饮用更易导致腹部肥胖，不过所有酒类过量摄入都会导致脂肪堆积。这种向心性肥胖与代谢综合征、心血管疾病风险显著相关。

解决便秘困扰，真的能改善血脂健康吗？

老贾从医院回来后，开始认真对待自己的血脂问题，于是一头扎进网络，在各个健康论坛、贴吧里翻找有关降血脂的信息。这不，老贾突然看到一个热门帖子，标题是"那些你可能忽略的影响血脂的因素"。他眼睛一亮，赶紧点进去阅读。帖子里列举了许多影响血脂的因素，其中一条出乎他的意料，那就是便秘，还说解决便秘，能帮助改善血脂健康。

老贾回想起自己这些年，确实一直被便秘问题困扰着，但他觉得这就是小毛病，多喝点水、吃点香蕉就能解决，压根没太当回事。现在看到帖子里说便秘会影响血脂，他心里直犯嘀咕："真的假的？长期便秘的确会影响身体代谢，难道身体代谢差了，血脂就高了？"

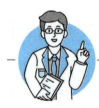

快问快答

问 **解决便秘困扰，真的能改善血脂健康吗？**

答：解决便秘与改善血脂之间存在间接关联，但目前的证据不足以支持将其作为独立干预手段。

长期便秘可能通过肠道菌群调节、胆汁酸代谢和炎症反应等机制影响代谢，但需注意膳食纤维摄入不足是便秘和血脂异常的共同风险因素。改善便秘对血脂的影响幅度较小，严重便秘需排除甲状腺功能减退等疾病。

长期便秘会延长胆汁酸在肠道的停留时间，从而可能影响胆固醇转化过程。肠道菌群失衡可能通过减少有益菌丰度，间接影响脂质代谢。解决便秘有助于维持正常肠道蠕动功能，但无法直接替代饮食控制和药物治疗对血脂的调节作用。

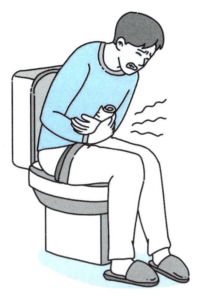

知识拓展

肠道健康的关键指标

肠道健康的关键指标包括排便频率（每日 1～3 次或每 2～3 日 1 次）、粪便形态（布里斯托分类 3～4 型）、肠道菌群多样性（拟杆菌／厚壁菌比例）和短链脂肪酸水平（尤其丁酸盐含量）。这些指标共同反映肠道功能状态，与血脂代谢存在复杂关联。

泡热水澡是否有助于调节血脂？

　　老贾在楼下和邻居闲聊时，一位大爷说："我每天都泡热水澡，那可对身体好着呢，能加速血液循环，血液循环一好，血脂说不定就降下去了。"老贾一听如获至宝，当即决定向大爷学习。

　　从那以后，老贾每天雷打不动地泡热水澡，水温调得高高的，一泡就是半个多小时。头几天，泡完热水澡后，他的确感觉身体暖烘烘的，十分惬意，还暗自庆幸发现了个"妙招"。

　　然而，有一天，老贾像往常一样泡热水澡，泡完后一起身就感觉天旋地转，差点儿就一头栽倒在地。他赶紧扶住浴缸边缘，好一会儿才缓过神来。这突如其来的状况把老贾吓得不轻，他坐在浴缸边，心有余悸。冷静下来后，老贾心里犯起了嘀咕："泡热水澡真的像别人说的那样，有助于调节血脂吗？"

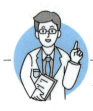

快问快答

问　泡热水澡是否有助于调节血脂？

答：泡热水澡可作为辅助养生方式，但现有研究显示其对血脂的调节作用尚不明确，不能替代药物治疗。

　　泡热水澡时，身体处于温热环境中，血管会扩张，能加速血液循环。虽然短期血液循环加快可能暂时改善代谢效率，但需要明确的是，通过泡热水澡调节血脂的科学依据尚不充分，其对血脂的影响主要体现在促进血液循环方面。

对于高血脂患者而言，长期脂质沉积导致血管弹性下降和内皮功能受损，泡热水澡时血管扩张可能引发血压波动。部分患者可能因血管调节能力减弱，出现血压骤降的情况，表现为头晕、心慌等不适症状，严重时可能发生体位性低血压。当离开浴池后，身体接触外界低温环境，血管会反射性收缩，导致血压回升，这种血压的大幅波动会增加心脑血管系统的负担，尤其是对已有动脉硬化基础的患者，可能会增加急性心血管事件的发生风险。

需要特别注意的是，高血脂患者的血液黏稠度通常较高，若泡澡时间过长导致大量出汗且未及时补水，可能进一步加剧血液浓缩状态。建议高血脂患者的泡澡时长不超过 20 分钟，且浴前适当饮水，并避免突然起身以防发生体位性低血压。

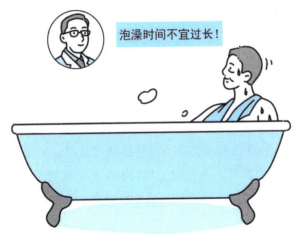

泡澡时间不宜过长！

知识拓展

现代水疗的科学依据

适度温水浴（38℃～40℃）可通过激活热休克蛋白改善血管内皮功能，短期提升一氧化氮水平，可能对微循环有一定益处。但这种作用持续时间较短，且存在个体差异，建议结合有氧运动等其他健康管理措施。

为什么脑力劳动者
容易患高血脂?

　　高工程师是一位资深的软件工程师，在一家知名互联网企业工作多年。他每天的工作就是坐在电脑前，与代码和数据打交道，常常一坐就是十几个小时。高工没有特别嗜好，饮食也较为清淡，向来不爱吃那些油腻的大鱼大肉。

　　最近，高工程师总感觉头晕乏力。他以为是工作太累，休息几天就好了。可过了几天，症状不仅没有缓解，反而越发严重。在家人的再三催促下，高工程师终于抽空去医院做了检查。结果出来后，他才知道自己血脂异常。医生在排除遗传、药物等因素后，仔细询问了他的工作和生活习惯，认为他得这病可能跟他的工作性质有关。高工程师瞪大了眼睛，反问道："工作性质? 我的工作跟高血脂有关?"医生说:"对，像您这样的脑力劳动者，更容易患高血脂。"

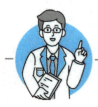

快问快答

问 **为什么脑力劳动者容易患高血脂?**

答: 这与脑力工作造成的生活习惯有关，如运动不足、精神压力大、作息不规律等。

　　脑力劳动者的工作性质决定了他们大多时间是坐着的，很少有机会进行身体活动。长期缺乏运动，身体消耗的能量就会减少，摄入的热量无法及时被消耗，就容易转化为脂肪堆积在体内，进而导致血脂升高，尤其是甘油三酯水平可能会明显上升。

脑力劳动者通常伴随着较大的精神压力。当人体长期处于精神紧张状态时，会导致体内的激素失衡，如肾上腺素、皮质醇等激素分泌增加。这些激素会影响脂肪代谢，使脂肪分解减少，同时促进肝脏合成更多的胆固醇和甘油三酯，从而导致血脂水平升高。

一些脑力劳动者为了集中注意力思考，经常在夜深人静时加班，由此打乱了正常的生物钟。这种不规律的作息会影响身体的代谢功能，特别是影响肝脏等器官对血脂的代谢和调节。肝脏在夜间本应进行脂质代谢等重要生理活动，而熬夜会干扰这一过程，从而导致血脂代谢紊乱，进而增加高血脂的发病风险。

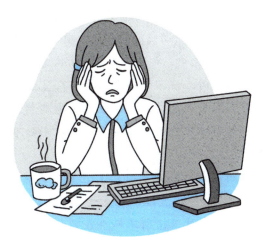

知识拓展

压力会让大脑变笨

长期处于精神压力下，大脑可能会变笨。因为压力会让海马体萎缩，而海马体与记忆、学习等能力密切相关。这就是为什么当人压力大的时候，会感觉记忆力下降、学习能力变弱。前额叶皮质也可能受到影响，导致人们难以做出正确的决策和控制情绪。

情绪不畅会威胁
血脂健康吗?

　　高工程师自从查出高血脂后,发现各种不舒服都找上门了。原来,他担着多个重大项目的设计任务,每天都在绞尽脑汁地攻克各种技术难题,脑力消耗巨大。高强度的工作、项目的紧张工期、客户的严格要求以及同事间的竞争,都让他长期处于焦虑和烦躁的情绪之中。

　　项目推进不顺利时,他常常一个人在办公室里唉声叹气,脾气也变得暴躁。回到家后,也总是因为一点小事就和家人争吵。这种情绪上的不畅不仅影响了他的家庭关系,还在不知不觉中对他的身体健康造成了损害。

　　高工程师回想起最近这段时间,自己确实时常感到疲惫不堪,不仅工作效率有所下降,就连睡眠质量也大不如前。他开始意识到,自己血脂居高不下,也许跟情绪不畅存在某种关联,决定找医生问个清楚,然后寻求解决办法。

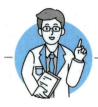

快问快答

问 **情绪不畅会威胁血脂健康吗?**

答:会的,情绪不畅会从内而外影响人的机体健康,包括血脂健康。

　　情绪不畅的确会让人体处于应激状态,促使交感神经兴奋,导致肾上腺素、去甲肾上腺素等应激激素分泌增加。这些激素会促进脂肪分解,使血液中的游离脂肪酸增多,进而导致血脂升高。长期的情绪不畅会使这种应激反应持续存在，造成脂肪代谢紊乱，不利于血脂的稳定。

正常情况下，神经系统可以通过调节激素分泌、器官功能等维持血脂的平衡。但当情绪长期处于不畅状态时，神经系统的调节功能会失衡，影响肝脏等器官对血脂的代谢和清除，导致血脂异常。

长期的情绪不畅会导致身体出现慢性炎症反应。炎症因子会影响脂肪代谢相关酶的活性，干扰脂质的正常代谢过程；还会损伤血管内皮细胞，使血脂更容易在血管壁沉积，进一步加重血脂异常。

情绪不畅还会影响食欲，如更爱吃甜食、重口味的食物，这种不健康的饮食习惯会进一步导致血脂异常。另外，情绪不畅还会让人倦怠、不爱运动、睡眠质量差，这些都会进一步增加心血管负担。

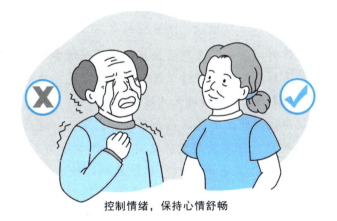

控制情绪，保持心情舒畅

知识拓展

心碎综合征

悲伤到心痛是真实存在的。原来，人在极度悲伤时，真的会感觉到心脏部位疼痛，这种现象被称为"心碎综合征"。悲伤等强烈情绪会导致身体释放大量应激激素，使心脏血管收缩，心肌供血受到影响，从而产生类似心绞痛的症状。

胆固醇过低也会影响心理健康吗？

　　高工程师因为自己的病情而十分焦虑，最近频繁往返于医院，向不同的医生咨询。在一次深入的交流中，一位经验丰富的医生告诉他，不只是情绪影响血脂，血脂异常同样会对情绪产生负面作用，二者如同陷入了一个恶性循环。高工程师听得一头雾水，猛然回想起自己最近这段时间，工作上稍遇挫折就容易大发雷霆，晚上还常常因为一些琐事辗转难眠，心情低落。他这才惊觉，原来自己糟糕的情绪状态，竟是血脂和情绪相互"拉扯"的结果。

　　医生还提醒他，胆固醇过低也会带来潜在风险。这让高工程师又陷入深深的疑惑，他不禁思索：之前一直担心血脂高影响健康，现在居然说胆固醇过低也有问题，那胆固醇过低也会影响心理健康吗？

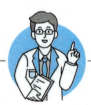

快问快答

问　**胆固醇过低也会影响心理健康吗？**

答：会有影响。

　　胆固醇对于维持大脑的正常结构和功能至关重要。胆固醇过低可能会使大脑细胞膜的流动性和稳定性发生改变，影响神经细胞之间的信号传递和信息处理。胆固醇参与神经递质的合成与运输过程。如果胆固醇水平过低，神经递质如血清素、多巴胺等无法正常传递，而血清素和多巴胺都与情绪调节密切相关，它们的合成或传递受阻必然会影响人的情绪，进而影响心理健康。

胆固醇还是合成肾上腺皮质激素、性激素等多种激素的前体物质。胆固醇水平过低会影响这些激素的合成，导致激素失衡。例如，肾上腺皮质激素在应激反应和情绪调节中起着重要作用，如果肾上腺激素分泌异常可能会降低人们对压力的应对能力，更容易出现情绪波动、焦虑、抑郁等问题。性激素如雌激素、睾酮等对情绪和心理健康也有重要影响，激素失衡可能引发情绪障碍。比如，女性在绝经前后，由于雌激素水平变化，常伴有情绪不稳定、抑郁等症状，而胆固醇水平的异常可能会加重这种情况。

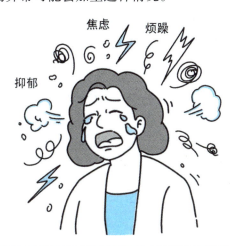

知识拓展

为什么打哈欠会传染

可能与情绪共鸣有关。当人们看到他人打哈欠时，大脑中的镜像神经元会被激活，引发类似的情绪反应，从而也跟着打哈欠。这种现象在关系亲密、情感共鸣较强的人之间更为明显。

培养兴趣爱好，能否实现健康逆转？

　　高工程师为了改善血脂状况，严格遵医嘱，调整饮食，坚持运动，可结果总是不尽如人意。医生经过仔细询问和分析，怀疑这跟他长期情绪不畅有关，于是建议他寻求心理干预。

　　高工程师怀着忐忑的心情走进心理健康诊室。心理医生耐心倾听了他的倾诉，了解到他工作压力大、生活困扰多，以及因血脂健康问题又产生了新的焦虑。在交流过程中，心理医生问道："您平时有什么兴趣爱好吗？"高工程师无奈地摇了摇头说："工作太忙，根本没时间去培养什么兴趣爱好。"

　　心理医生微笑着劝说道："培养一个兴趣爱好没准会对您目前的状况有帮助。是这样，兴趣爱好能起到一个转移注意力的作用，能让您放松心情、缓解压力，这对改善健康状况至关重要。"高工程师听后，心中燃起了一丝希望，但同时也充满疑惑："培养个兴趣爱好，真能有这么大作用？"

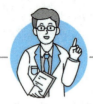

快问快答

问　**培养兴趣爱好，能否实现健康逆转？**

答：培养兴趣爱好对机体恢复健康具有积极影响，但能否完全逆转病情取决于多种因素。

　　一些运动类的兴趣爱好，如跑步、游泳、骑自行车等，能增强心肺功能，提高心脏的泵血能力和血管的弹性，有助于降低血压、血脂，降低心血管疾病的发生风险。

绘画、书法等兴趣爱好能让人静下心来，放松身心，使身体处于更良好的状态，增强对疾病的抵抗力，尤其对一些因免疫力低下导致的反复感染等问题，会有一定的改善作用。

当人们投入自己的兴趣爱好中时，能够转移注意力，让大脑从负面情绪和压力中解脱出来。学习新的兴趣爱好并不断取得进步，会给人带来成就感，从而增强自信心。

如果是一些严重的心血管疾病并发症，仅靠培养兴趣爱好难以实现完全的健康逆转，但长期坚持这些兴趣爱好，仍然可以在一定程度上提高生活质量，缓解症状，辅助医学治疗。所以，兴趣爱好不但要培养起来，还要长期坚持下去，只有持续投入时间和精力，才能使身体和心理逐渐发生积极变化。如果只是偶尔参与兴趣活动，很难达到理想的健康改善效果。

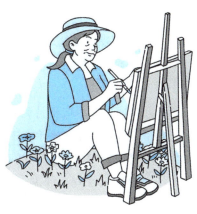

当然，实现健康逆转不仅仅取决于兴趣爱好，还与饮食、睡眠、医疗干预、工作和生活的平衡等因素密切相关。即使有兴趣爱好，但如果饮食不规律、长期熬夜、工作压力过大，不配合医疗干预，也会影响健康逆转的效果。

知识拓展

为什么有时感觉时间过得很慢

当人们处于焦虑、痛苦等负面情绪时，就会感觉时间过得很慢；而在积极的情绪状态下，人们会觉得时间过得更快。这是因为大脑在不同情绪状态下对时间的感知机制不一样，负面情绪会让我们更加关注时间的流逝，从而产生时间延长的错觉。

季节对血脂也有影响吗？

　　高工程师报名参加了一个摄影兴趣班，每到周末，便背着相机穿梭在城市的大街小巷，捕捉那些平凡而美好的瞬间。在专注摄影的过程中，他逐渐忘却了工作的压力和生活的烦恼，情绪也变得越来越稳定。在此期间，他依旧坚持健康饮食、规律运动，并定期复查血脂。一段时间下来，血脂指标终于有了明显改善，整个人也感觉轻松了许多。

　　转眼到了秋天，气温骤降，高工程师明显感觉身体又有些不对劲了。原本已经趋于平稳的血脂问题再次加重，精神状态也大不如前。他感到纳闷，自己一直严格遵循健康的生活方式，为何血脂问题又出现了？他怀着焦虑的心情再次来到医院，向医生倾诉自己的困惑。

　　医生在详细询问了他近期的生活情况后，安慰他说："这可能和季节交替有关系，注意保暖，减少外出，调整作息，会有帮助。"

　　高工程师心想："季节对血脂也有影响吗？这是否有科学依据呢？"

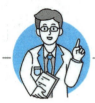

快问快答

问　**季节对血脂也有影响吗？**

答：季节对血脂是有一定影响的。

　　其实，准确来说，对血脂有影响的不是季节，而是季节更替。秋冬来临，气温骤降，人体血管会收缩，以减少热量散失，维持体温稳定。血管收缩会使血液流动阻力增加，为了保证血液正常供应，身体会做出一系列生理调节，其中就包括促使肝脏合成更多的胆固醇等脂质，以增加血液的黏稠度，帮助维持正常的血液循环。因此，冬季时人体的血脂水平尤其是胆固醇水平，往往会有所升高。

而到了春夏时节，随着气温回暖，血管会扩张，血液流动阻力减小，身体对血液黏稠度的需求相对降低，肝脏合成胆固醇等脂质的量也会相应减少。而且，夏季人们户外活动相对增多，新陈代谢加快，消耗的能量增加，也有助于血脂的分解和代谢，所以夏季血脂水平通常会有所下降，其中甘油三酯水平下降得更为明显。

秋季来临也是情绪病的高发期，容易让人意志消沉、提不起兴致，甚至陷入焦虑、抑郁的负面情绪中，这也会间接影响血脂调节。

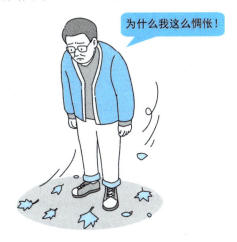

为什么我这么惆怅！

知识拓展

季节性情感障碍

　　秋季日照时间逐渐缩短，人体的生物钟可能会受到影响，进而影响到大脑中神经递质的分泌和调节，而大脑中的神经递质与情绪调节密切相关，容易导致一些人出现情绪低落、抑郁等情况，这种现象在医学上被称为季节性情感障碍（SAD）。

换季时，怎样调理作息有助于降脂？

　　原来季节交替对人的情绪、身体健康有如此大的影响。于是高工程师开始遵医嘱秋冬季节注意保暖，减少外出，但至于"调整作息"这条该怎么做呢？先从改善睡眠质量开始吧！以往，他总是在睡前刷手机，看到各种工作群里的消息，情绪就变得焦虑烦躁，导致入睡困难。现在，他在睡前1个小时就把手机调至静音，放在客厅。如果感到无聊，他就会泡上一杯温热的花草茶，静静地阅读一本自己喜欢的散文集，让身心在优美的文字中得到放松。偶尔，他也会做简单的冥想，放空思绪，专注于自己的呼吸，感受内心的平静。

　　坚持了一段时间后，高工程师惊喜地发现，自己的睡眠质量越来越高，精神状态越来越好，工作时的注意力也更加集中。更重要的是，在最近一次的体检中，他的血脂指标有了显著改善。

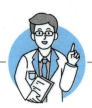

快问快答

问 **换季时，怎样调理作息有助于降脂？**

答：除了保证足够的睡眠，改善睡眠质量，还要学会根据季节调整作息时间。

　　春夏季日照时间延长，人体的新陈代谢相对旺盛，可以适当晚睡早起。晚上可以比冬季晚睡0.5～1个小时，但不宜过晚，尽量在晚上11点之前入睡，以免影响肝脏等器官的排毒和修复。早上可以提前到6点左右起床，这样能充分利用早晨的时间进行一些适度的运动，促进血液循环和新陈代谢，消除体内的脂肪。

秋冬季日照时间缩短，天气转凉，人体需要更多的休息来储备能量。建议适当早睡晚起，晚上可以在 10 点左右入睡，早上 7 点左右起床。早睡有助于身体在夜间更好地进行自我调节和修复，晚起可减少寒冷刺激引发的血管收缩，降低心血管疾病发生风险。

无论哪个季节，都应尽量保持每天固定的睡眠时间和起床时间，周末也不要有太大的时间差异，这样才能形成稳定的生物钟，使身体的代谢功能更加稳定，进而调节血脂。

换季时，很多人会有困倦的感觉，这时可以适当午睡，但时间不宜过长，以 20 ~ 30 分钟为宜，以免影响晚上的睡眠质量。

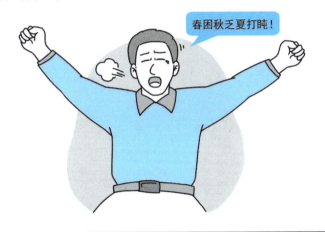

春困秋乏夏打盹！

知识拓展

睡前避免使用电子设备

手机、电脑等电子设备屏幕发出的蓝光会抑制褪黑素的分泌，直接影响睡眠质量。因此，在睡前 1 个小时内，应尽量避免使用此类设备，可以选择阅读一些纸质书籍或者听一些舒缓的音乐，帮助身心放松，为入睡做好准备。

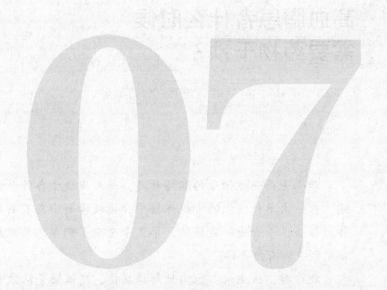

药物干预，吃对药但不依赖药

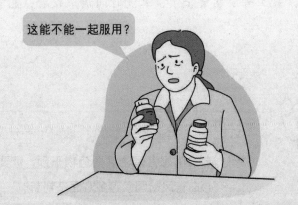

高血脂患者什么时候需要药物干预？

　　李女士是一位忙碌的职场精英，每天周旋于各种会议与客户之间。在一次单位组织的常规体检中，她被诊断出患有高血脂。拿着体检报告，李女士一脸茫然，毕竟平时除了偶尔感觉疲惫，她并未察觉到身体有何异样。

　　就诊时，医生耐心地向她解释病情，建议她先从饮食和运动等生活方式上进行调节，如减少高油高脂食物的摄入，增加日常运动量，并建议3～6个月后复查血脂。

　　然而，李女士却向医生大倒苦水，说她每天工作时长超过10个小时，经常加班到深夜，不是在赶项目方案，就是在外出差的路上，根本抽不出时间精心安排饮食，更别说规律运动了。在她看来，生活方式调节耗时又费力，还不知道效果如何，于是她急切地询问医生："我工作实在太忙了，真没时间调节饮食，能不能给我开药治疗？"

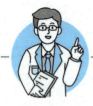

快问快答

问 高血脂患者什么时候需要药物干预？

答：高血脂患者是否需要药物干预，需要综合血脂水平、心血管风险因素等多方面来判断。

血脂水平

一般来说，低密度脂蛋白胆固醇（LDL-C）是血脂管理的首要目标。如果

LDL-C 水平明显升高，如大于 4.9mmol/L，无论患者是否有其他心血管危险因素，通常都需要考虑药物干预。

当总胆固醇水平超过 7.2mmol/L，同时伴有其他危险因素，如高血压、糖尿病等，或存在动脉粥样硬化性心血管疾病（ASCVD）风险时，也可以进行药物干预了。

心血管疾病风险

对于已经患有冠心病、脑卒中等心血管疾病的高血脂患者或已有 10 年 ASCVD 风险评估为高危的患者，无论血脂水平如何，都应启动药物治疗，并将 LDL-C 降至 2.6mmol/L 以下，部分极高危患者甚至需要降至 1.8mmol/L 以下。

特殊疾病判断

糖尿病患者若年龄 ≥ 40 岁，无论 LDL-C 水平如何，均建议启动他汀类药物治疗；若合并高血压、蛋白尿等危险因素，即使 LDL-C 小于 1.8mmol/L 也需用药。

慢性肾脏疾病患者，当估算肾小球滤过率小于 60ml/min 时，若 LDL-C 升高，为了降低心血管疾病发生风险，通常也需要药物干预。

家族性高胆固醇血症等遗传性高血脂患者，由于其血脂水平往往较高且单纯生活方式干预效果有限，通常也需要药物治疗。

此外，进行了 3～6 个月严格的生活方式干预后，若血脂水平仍未达标，或者患者无法坚持生活方式的调整，也应考虑药物治疗。

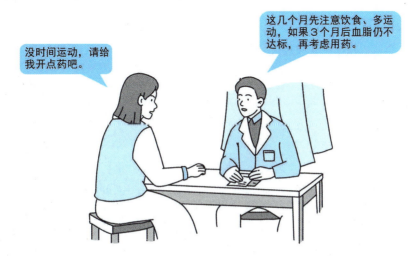

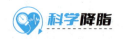

知识拓展

他汀类药物的意外发现

他汀类药物是如今常用的降脂药。它的发现很偶然，科学家在研究真菌代谢产物时，本来是探索其他方向，却意外发现其中一种物质能抑制胆固醇合成关键酶，进而降低血脂，从此开启了他汀类药物治疗高血脂的新时代。

长期服用降脂药安全吗?

医生综合评估李女士的身体状况后,为她开具了合适的降脂药物,并再三强调按时服药、定期复查的重要性。李女士拿到药,便按医嘱认真服用。一段时间后,李女士复查发现血脂几乎降到正常水平,于是暗自庆幸选择药物治疗是对的。

然而,好景不长,服药第三个月,李女士感觉身上不太对劲。先是每天晨起时,四肢肌肉酸痛,李女士原以为工作劳累,没太在意,可随着时间的推移,酸痛感越发强烈,就连简单的抬手、走路动作,都让她疼得皱眉。更糟糕的是,她开始频繁恶心,每餐进食量锐减,整个人精神萎靡。

时间久了,李女士的工作效率也因此大幅下降,在一次重要的客户会议上,李女士因身体不适,汇报方案时频频出错,遭到领导的严厉批评。这让本就身体难受的她,心情更加低落。

无奈之下,李女士再次前往医院。医生详细询问症状、查看各项检查指标后,告知她这些极有可能是降脂药物的不良反应。这时她才知道,服用降血脂的药物竟会有不良反应。

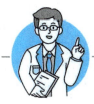

快问快答

问 **长期服用降脂药安全吗?**

答:长期服用降脂药总体上是安全的,但也不排除会有部分患者出现不良反应。

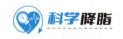

降脂药物可分为他汀类、贝特类、胆固醇吸收抑制剂、PCSK9 抑制剂。

他汀类药物可能会导致肝酶升高，也就是肝功能异常，一般在用药后的前 3 个月内较为常见，但大多数情况下肝酶升高幅度较轻，且在停药后可恢复正常。贝特类药物也有引起肝功能指标异常的可能，但发生率相对较低。

他汀类药物还容易引发肌肉疼痛、无力等不良反应，且这种不良反应较为常见。也有可能出现较为严重的不良反应，如横纹肌溶解，导致肌红蛋白尿，进而损伤肾脏。不过，严重的横纹肌溶解发生率较低。贝特类药物有时也会引起肌肉症状，尤其是与他汀类药物合用时，肌肉损伤的风险有可能增加。

少数患者在长期服用他汀类药物后会出现血糖升高的现象，但这种风险的发生概率相对较小，且与他汀类药物带来的心血管获益相比，总体上仍然是利大于弊。

贝特类药物和胆固醇吸收抑制剂还有导致胃肠道不适的可能，如恶心、呕吐、腹泻、腹痛等，PCSK9 抑制剂有时会在注射部位发生不良反应，但一般较轻微。

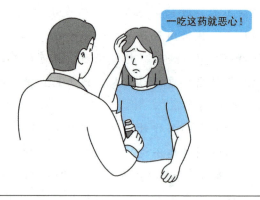

知识拓展

葡萄柚与降脂药

葡萄柚（西柚）对降脂药的影响很奇特。它含有呋喃香豆素类化合物，能抑制肠道中负责代谢他汀类药物的酶。若服用他汀期间大量食用葡萄柚，药物在体内代谢减慢，血药浓度升高，虽可能增强降脂效果，但也会大幅增加不良反应风险，如肌肉损伤、肝毒性等。

鱼油能降脂吗？

一次偶然的机会，李女士加入社区健康群，她想也许群里会有病友分享健康信息。果然，群里十分热闹，大家每天都在分享各种养生经验和健康心得。

有一天，一位群友分享了他的降脂经历，说他尝试了许多方法也没能将血脂降下来，后来经人推荐开始服用鱼油，一段时间后去医院复查，发现血脂指标竟然有了明显改善。这条消息瞬间引起了李女士的注意，她赶忙仔细翻看群友的分享内容，只见群友还附上了几张他血脂前后报告的对比图，看起来确实有一定成效。

群友详细描述了鱼油的神奇之处，说它富含 Omega-3 脂肪酸，能有效降低甘油三酯水平，李女士看着这些内容，心中燃起了一丝希望，但心中也隐隐有些担忧，毕竟自己不是专业人士，不知道这究竟是真是假，或者是否适合她自己的情况。

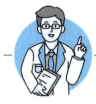

快问快答

问 **鱼油能降脂吗？**

答：鱼油在一定程度上确实有降脂作用，但需结合个体情况科学使用，不能替代药物治疗。

鱼油中对降脂起作用的主要成分是 Omega-3 脂肪酸，其中又包括二十碳五烯酸（EPA）和二十二碳六烯酸（DHA）。它们可以抑制肝脏中脂肪酸和甘油三酯的合成，增加脂肪酸的氧化分解，从而减少甘油三酯的生成；还能促进

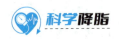

极低密度脂蛋白的代谢，降低血液中甘油三酯的水平；还可以减少血小板聚集，降低血液黏稠度，改善血液流变学特性，进而防止脂质在血管壁的沉积。

不过，鱼油主要对降低甘油三酯水平效果较为明显，而对升高高密度脂蛋白胆固醇作用轻微，对降低低密度脂蛋白胆固醇效果也较弱，甚至可能使其升高，如大剂量使用鱼油可能会使低密度脂蛋白胆固醇水平有所升高。而且，不同人群对鱼油的降脂反应存在差异。有些人对鱼油中的 Omega-3 脂肪酸吸收和利用较好，降脂效果显著；而有些人出于遗传因素、基础疾病、生活方式等原因，服用鱼油后降脂效果并不明显。

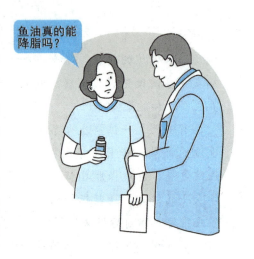

鱼油也并非完全无副作用，比如，它有可能增强抗凝血药物（如华法林）和抗血小板药物（如阿司匹林）的作用，增加出血风险。大剂量服用鱼油也有可能引起一些不良反应，如恶心、呕吐、腹泻、口臭、皮疹等，还可能增加肝脏负担。

知识拓展

因纽特人的健康秘密

科学家曾观察到因纽特人传统饮食以海鱼为主，心血管疾病风险较低，推测可能与 Omega-3 脂肪酸有关。后续研究发现，鱼油中的 EPA 和 DHA 可能对心血管健康有保护作用，但因纽特人的整体生活方式（如低糖摄入、高活动量）也是重要因素。

轻微脑梗后，为什么医生把他汀类药物换成普罗布考？

　　乔大爷被高血脂困扰多年，一直以来，他都谨遵医嘱，按时服用他汀类药物，情况还算不错。然而，命运跟乔大爷开了一个不小的玩笑。一天清晨，乔大爷像往常一样准备出门遛弯，却突然感觉一阵天旋地转，右侧肢体也变得不听使唤，说话也含糊不清。家人发现后，急忙将他送往医院。经过一系列检查，医生诊断是突发脑梗，好在发现及时，症状相对较轻。

　　在医院治疗期间，乔大爷配合医生的各项安排，身体状况逐渐好转。在他准备出院时，医生却告知他，要将一直服用的他汀类降脂药换成普罗布考。这一消息让他十分困惑，他汀类药物已经服用多年，效果一直不错，而且他也适应了。如今只是突发了轻微脑梗，为什么要换药呢？

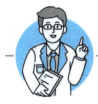

快问快答

问　轻微脑梗后，为什么医生把他汀类药物换成普罗布考？

　　答： 长期服用他汀类药物若出现不耐受症状（如肌痛、肝酶升高等），可能会增加健康风险，因此换为抗氧化应激类药物普罗布考。

　　普罗布考具有强大的抗炎、抗氧化特性，相较于他汀类药物，它能更积极地抑制炎症因子释放，减轻血管内皮炎症损伤，防止粥样斑块进一步恶化，降低脑梗复发风险。如果说，他汀类药物好比在清理血管"垃圾"，普罗布考

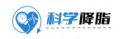

则是在修复被"垃圾"破坏的血管"墙壁"。

普罗布考还能促使血管内皮细胞释放一氧化氮，可使血管保持舒张状态，改善血流，而他汀类药物在这方面的作用相对较弱。

普罗布考是一种胆固醇吸收抑制剂，它能降低总胆固醇、低密度脂蛋白胆固醇，同时适度降低高密度脂蛋白胆固醇，还会改变高密度脂蛋白的结构，使其更具抗动脉粥样硬化的活性。如果患者虽高密度脂蛋白胆固醇数值达标，但活性不足，普罗布考就能派上用场，而他汀类药物难以实现对高密度脂蛋白的精准调节。

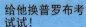

给他换普罗布考试试！

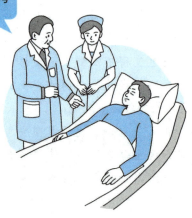

知识拓展

服用普罗布考的注意事项

普罗布考的常用剂量为每次 0.5g，每日 2 次，但具体用量会因个体病情、年龄、身体状况等因素有所不同。患者需要严格按照医生开具的剂量服用，不能自行增减药量。为了保证药物在体内更好地稳定血药浓度，最好固定每天的服药时间。此外，普罗布考可能导致 QT 间期延长，心脏病患者需谨慎使用。

他汀类药物可以与其他降脂药联用吗？

　　钱大妈是一位有着多年高血脂病史的患者，一直以来，她都严格遵医嘱，按时服用他汀类药物。过去几年，他汀类药物确实发挥了良好的作用，然而，最近去医院复查发现血脂各项指标都有不同程度的升高。医生告诉她，可能是长期服用他汀类药物，身体对药物产生了一定的耐药性，导致药物效果不如从前，建议她通过改善饮食、增加运动再观察一段时间。

　　钱大妈心想，自己上了年纪，不想再折腾了，就想吃药解决。于是，她多方打听，听说可以尝试联用不同种类的降脂药，这样能取得更好的效果。然而，市面上降脂药种类繁多，作用机制各不相同，钱大妈犯了难，不敢盲目选择，怕两种药物联用发生不良反应……

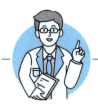

快问快答

问　他汀类药物可以与其他降脂药联用吗？

答：他汀类降脂药并非与所有降脂药都能联用，不同降脂药的作用机制、不良反应不同，联用需谨慎。

　　他汀类药物可以与依折麦布和 PCSK9 抑制剂联用。

　　他汀类药物通过抑制羟甲基戊二酰辅酶 A 还原酶，减少胆固醇合成；依折麦布则选择性抑制小肠胆固醇转运蛋白，减少肠道内胆固醇吸收。二者联用可从不同环节发挥降脂作用，能更有效地降低低密度脂蛋白胆固醇水平，比单

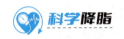

用其中一种药物的降脂效果更显著。而且这种联用，只要剂量合理，一般不会增加肝脏、肌肉等方面的不良反应风险，长期使用的安全性和耐受性良好。

他汀类与 PCSK9 抑制剂联用能协同降脂。他汀类药物能降低胆固醇合成，PCSK9 抑制剂通过抑制 PCSK9，减少低密度脂蛋白受体的降解，增加低密度脂蛋白受体数量，从而促进血液中低密度脂蛋白胆固醇的清除。二者联用能使低密度脂蛋白胆固醇水平进一步降低，降幅 60% ～ 80%。

不过，一般他汀类药物与 PCSK9 抑制剂药物联用，适用于家族性高胆固醇血症等难治性高血脂患者。只有在单药治疗难以使血脂达标的情况下，他汀类与 PCSK9 抑制剂联用才能有效控制血脂，降低心血管疾病发生风险。

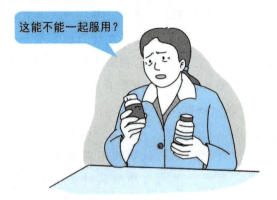

这能不能一起服用？

知识拓展

饮食中也有 PCSK9 抑制

其实，生活中有不少含有抑制 PCSK9 作用的饮食。比如羽扇豆，它含有的蛋白与纤维素结合，能显著降低胆固醇水平及血浆中 PCSK9 的含量。还有红酒、葡萄和花生中含有的白藜芦醇，可抑制 PCSK9 的表达，促进 LDL-C 的摄取与分解。不过，它们究竟能不能替代药物还是个未知数。

哪些降脂药物不能联用？

钱大妈正在犹豫买哪种药物时，正好碰到邻居来买药，邻居信誓旦旦地说他汀类药物和别的药联用没事儿，好多人这么吃。钱大妈本就急于控制血脂，听到这话，如同抓住了救命稻草，便没多想，在附近的药店买了一种烟酸类药物。回家后，她就把烟酸类药物和一直服用的他汀类药物一起吃了下去。

一开始，钱大妈没有出现任何异样，几天后，她感到皮肤阵阵发热、瘙痒，就像有成千上万只蚂蚁在身上爬。紧接着，她的脸部、颈部也出现了大片的潮红，看起来十分吓人。不仅如此，钱大妈还时常觉得头晕目眩，吃饭时还会呕吐。

这些症状让钱大妈惊恐万分，她赶忙去医院就诊。医生详细询问了她的用药情况后，严肃地告诉她，这是药物联用导致的不良反应。钱大妈这才懊悔不已。

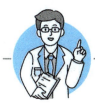

快问快答

问 哪些降脂药物不能联用？

答：常见的降脂药物中，他汀类与烟酸类、贝特类都不能联用。

他汀类和烟酸类药物都有可能对肝脏产生一定影响，单独使用时就有导致肝酶升高的可能。联用后，这种风险会进一步增加，从而引发肝功能异常，甚至导致药物性肝损伤。他汀类与烟酸类药物联用还有升高血糖、引发皮肤潮红等不良

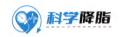

反应的风险。这是因为烟酸类药物会使皮肤血管扩张，导致皮肤潮红、瘙痒等不适，与他汀类药物联用时，会加重这种不良反应。因此，除非患者存在严重的高血脂且其他治疗方案效果不佳，否则一般不会推荐他汀类与烟酸类药物联用。

他汀类与贝特类药物联用，会有潜在的肝毒性和肌肉毒性风险，明显增加肝功能异常、肌炎、横纹肌溶解等不良反应的发生风险。比如，吉非罗齐与他汀类药物联用时，横纹肌溶解的风险会显著上升。

不过，在某些特殊情况下，可尝试小剂量联用。比如，对于混合型高血脂患者而言，如果甘油三酯水平极高，为预防急性胰腺炎，可在密切监测不良反应的情况下，谨慎选择他汀类与非诺贝特联用，但需从小剂量开始，逐渐调整剂量。

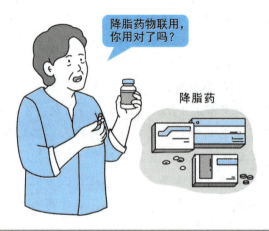

降脂药物联用，你用对了吗？

降脂药

知识拓展

降脂药物联用注意哪些事项

一旦决定联合用药，患者需要全面了解有可能出现的不良反应，一旦发现不适及时就诊。患者应当从小剂量开始联用，并密切监测肝功能、血糖、血脂等指标，观察是否有不良反应。医生则需要根据患者的具体情况，适时调整药物剂量，以达到最佳的治疗效果和保障安全性。

为什么服用降脂药会引发心律失常？

年逾六旬的常大爷，退休后查出了高血脂。为了控制血脂，他在医生的指导下开始服用他汀类降脂药。可谁能想到，刚服药不久，他就明显感觉心脏在胸腔里怦怦乱跳。稍微活动一下，心悸症状就越发严重，原本每天晨练的习惯也不得不中断。常大爷很快去医院做了心电图，显示心律失常。医生考虑这可能是他汀类药物的不良反应，于是为他更换为贝特类降脂药。

然而，常大爷在服用贝特类降脂药后，也出现了心律失常的症状。命运似乎在和常大爷开玩笑，每次心跳异常时，他都忍不住胡思乱想，担心自己的心脏随时会出问题。常大爷的主治医生在反复研究常大爷的病例后，发现他的身体对常见的几类降脂药都存在心律失常的不良反应。这一特殊情况，让医生和常大爷都陷入了深深的疑惑……

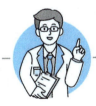

快问快答

问 **为什么服用降脂药会引发心律失常？**

答：这主要与药物对心肌细胞电生理活动有所影响、对电解质平衡有所干扰以及药物间具有相互作用有关。

某些降脂药，如贝特类降脂药中的吉非罗齐，就有可能因影响心肌细胞的离子通道，而使心肌细胞复极时间延长。心肌复极过程涉及多种离子的跨膜流动，药物干扰这些离子通道，导致动作电位时程延长，就容易引发早期后除极和延迟后除极，进而诱发心律失常。

他汀类药物在少数情况下会使心肌细胞发生兴奋性改变。这是因为他汀类药物可能影响细胞膜上的脂质成分和结构，进而影响离子通道的功能和分布，使心肌细胞的兴奋性异常，增加心律失常的发生风险。

他汀类药物还有可能引起肾脏对钾离子的排泄或重吸收异常，导致钾离子丢失过多，引起低钾血症。低钾血症会使心肌细胞容易出现异常的自动节律性活动，从而引发心律失常。

在临床治疗过程中，患者在服用降脂药的同时，若还服用多种药物，也可能会发生药物相互作用。例如，他汀类药物与某些抗心律失常药（如胺碘酮）联用时，会增加体内的血药浓度，增强对心肌细胞的电生理作用，导致心律失常的风险增加。

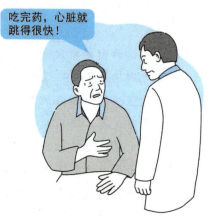

吃完药，心脏就跳得很快！

知识拓展

神奇的 P450 酶

许多降脂药是通过细胞色素 P450 酶进行代谢的。但有些人遗传了特定的基因，使他们体内的 P450 酶对某些降脂药的代谢能力特别强或特别弱，进而造成不同人对每种降脂药的"解读"方式不同。这就是为什么同样吃一种降脂药，有的人效果明显且没有副作用，有的人却状况百出。

降脂药能导致周围
神经障碍吗?

刘大爷患高血脂多年,一直谨遵医嘱,按时服用他汀类降脂药,身体也没有出现过什么大的毛病。刘大爷本以为日子就会这样平稳地过下去,可不知从何时起,刘大爷感觉自己双脚时常出现麻木感,就像有无数只蚂蚁在脚上爬行,而且这种麻木感出现得越来越频繁,甚至蔓延到了双手,有时伴随麻木感还会出现像被针扎了一样的刺痛感。

刘大爷意识到情况不妙,赶忙去医院做检查,包括血液检查、神经电生理检查、影像学检查等。最后,医生说他这是周围神经障碍,但病因不明。刘大爷心急如焚,心想自己一定得了什么大病,就这样每天被种种未知的恐惧折磨着。

后来,一位经验丰富的医生在仔细询问他的病史后,提出一种可能:肢体麻木、刺痛可能是长期服用他汀类降脂药的不良反应。刘大爷半信半疑,心想,降脂药还能导致周围神经障碍吗?

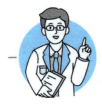

快问快答

问 降脂药能导致周围神经障碍吗?

答:部分降脂药是有可能导致周围神经障碍的,如他汀类、贝特类和烟酸类。

他汀类药物可抑制甲羟戊酸途径,减少类异戊二烯化合物的合成,而这些化合物对维持神经细胞膜的完整性和功能至关重要。缺乏它们会改变神经细胞

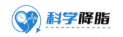

膜的流动性和稳定性，影响神经信号的传导，进而导致周围神经功能异常。

贝特类药物会通过影响脂肪酸代谢和转运，使神经细胞内的脂肪酸组成发生改变，影响神经细胞膜的脂质结构和功能，进而影响神经传导。此外，贝特类药物还具有一定的潜在神经毒性，直接损伤周围神经细胞。

大剂量使用烟酸类药物可能会干扰维生素 B 族的代谢，而维生素 B 族对神经细胞的正常功能维持非常重要，缺乏时可能导致周围神经病变。

不过，在临床应用中，因这类药物而发生周围神经病变的患者，一般在停药或调整药物剂量后，会有所改善。

当然，并不是所有患者都会因服用降脂药而出现周围神经障碍，这与个体差异、药物剂量、用药时间、患者的基础疾病、遗传因素等多种因素有关。

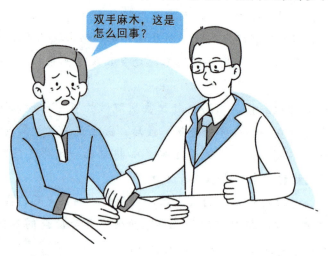

知识拓展

人体最长的周围神经

坐骨神经是人体最长的周围神经，它从腰部一直延伸到下肢脚部，长度可达 1 米左右。一旦这条神经出现问题，如出现坐骨神经痛，那么很有可能会从腰部一直疼到脚部。

降脂药会减少
血小板吗？

　　杜女士患高血脂多年，一直严格遵医嘱服用降脂药，从未有过懈怠。

　　然而，最近一段时间，杜女士发现自己身体经常出现淤青，她以为是不经意磕碰的，但后来这种淤青出现得越来越频繁，就像总被人打一样，青一块紫一块的。没过多久，杜女士刷牙时牙龈出血的情况也变得越来越频繁，轻轻一刷，牙龈就会渗出血丝。杜女士这才决定去医院检查一下。

　　这一检查不要紧，医生发现杜女士的血小板计数已经明显低于参考范围，正常血小板计数应在 $100 \sim 300 \times 10^9$/L，而杜女士的血小板计数仅为 50×10^9/L。血小板对人体的凝血功能至关重要，血小板数量降低，意味着身体的止血能力大幅下降，任何轻微的损伤都可能导致出血不止，引发严重的后果。

　　奇怪的是，医生在进一步排查后，并未发现杜女士有血液系统疾病、自身免疫性疾病等能引起血小板减少的疾病。最后，医生推测可能与杜女士服用降脂药有关……

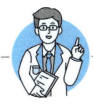

快问快答

问　降脂药会减少血小板吗？

答：通常不会，但不同类型的降脂药情况有所不同，不排除有个别情况发生。

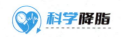

一般情况下，他汀类药物不会直接导致血小板减少。相反，他汀类药物还能保护心血管，如改善血管内皮功能、抗炎、稳定斑块等，在一定程度上有助于预防血栓形成，对血小板的功能和数量通常没有明显的不良影响。但也有个别情况出现，如药物引起免疫反应，导致机体对血小板产生抗体，使血小板数量减少。

贝特类药物主要用于降低甘油三酯水平，通常也不会直接引起血小板减少。但当患者同时存在肝肾功能不全等基础疾病时，使用贝特类药物可能会影响药物的代谢和排泄，导致药物在体内蓄积，可能会对骨髓造血功能产生一定的抑制作用，间接影响血小板的生成，但这种情况也相对较少见。

最有可能的是烟酸类药物。当机体大剂量使用烟酸类药物时，血液系统可能会出现不良反应，其中就包括血小板减少的情况，但发生概率也较低，且发生机制可能与烟酸类药物对骨髓细胞的影响或药物过敏等因素有关。

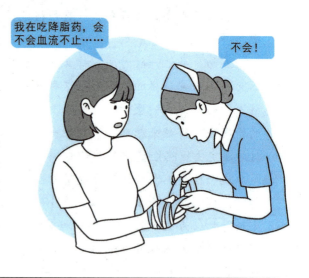

知识拓展

血小板是个"多面手"

血小板是血液中最小的细胞碎片，直径只有 2～3 微米，用肉眼根本看不见。但它们的数量非常庞大，每立方毫米血液中有 15 万～45 万个血小板。血小板不仅能止血，还能与白细胞相互作用，帮助白细胞黏附到血管内皮细胞上，使炎症细胞向炎症部位聚集。

脱脂转化酶能降血脂吗?

患高血脂多年的王大妈,有一天在小区门口看到一则健康讲座的广告,上面写着"揭秘神奇的脱脂转化酶,轻松告别高血脂"。王大妈心动不已,于是报名参加了讲座。

讲座现场,一位自称"健康专家"的人滔滔不绝地介绍着脱脂转化酶的神奇功效,说它就像血管里的"脂肪清道夫",能精准地分解和转化血液中的脂肪,降低血脂,而且没有任何副作用,还展示了一些所谓的"成功案例"。王大妈深信不疑,立刻购买了大量该产品,并按照"健康专家"的建议,每天按时服用该产品,且停了降脂药。然而,几个月过去了,王大妈非但没有感到疗效,还时常头晕、恶心,精神状态也越来越差。去医院复查才发现,血脂水平不降反升。

回想这几个月的经历,王大妈越来越疑惑:脱脂转化酶能降血脂吗?

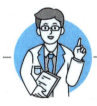

快问快答

问 脱脂转化酶能降血脂吗?

答: 目前并没有科学证据表明脱脂转化酶能降血脂。

"脱脂转化酶"目前只出现在一些保健品或减肥产品的宣传中。有些商家声称它是一种可以促进脂肪分解和转化、帮助降低血脂和减肥的物质。但在正规的医学和生物学领域,它并没有得到广泛认可。

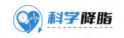

人体的血脂代谢是一个复杂的生理过程，涉及多种酶、激素和细胞的参与。目前已知的与血脂代谢相关的酶主要有脂蛋白脂肪酶、肝脂酶、卵磷脂胆固醇酰基转移酶等，它们在甘油三酯、胆固醇等脂质的代谢中发挥着重要作用，但并不存在名为"脱脂转化酶"的物质参与其中。而且，目前也没有经过严格科学验证和同行评审的研究报告能够证明"脱脂转化酶"具有降血脂的功效。

市场上，一些产品宣称含有"脱脂转化酶"，还说能降血脂，往往是为了吸引消费者、推销产品而进行的虚假宣传。这些产品不但不能降血脂，甚至可能对人体健康存在潜在风险，干扰人体正常的生理代谢过程，患者应理性对待。

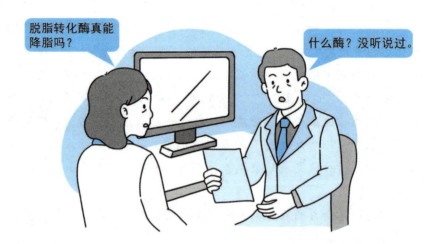

知识拓展

真正的脂肪酶家族

在人体脂肪代谢中，真正起关键作用的脂肪酶家族成员是脂蛋白脂肪酶。脂蛋白脂肪酶堪称"甘油三酯克星"，它主要在毛细血管内皮表面工作，能把甘油三酯拆解成脂肪酸和甘油，从而方便各机体组织摄取利用。

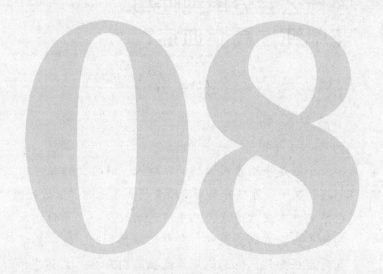

08

个性化诊疗，特殊人群特殊对待

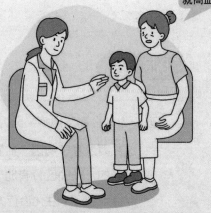

为什么会分单纯性和非单纯性高脂血症?

　　小刚是个刚步入职场的年轻人，日常工作忙碌，三餐常靠外卖解决，汉堡、炸鸡等高油高脂食物成了他的"家常便饭"，闲暇时他也总宅在家里打游戏，几乎不运动。在一次单位组织的体检中，小刚被查出患有高脂血症。拿到体检报告时，他一脸茫然，医生详细查看后告知他，他患的是单纯性高脂血症，主要是甘油三酯水平显著升高，医生建议他调整饮食结构，多运动即可。

　　邻居张大叔的病就没这么简单了。张大叔患糖尿病多年，一直靠药物控制血糖。近期，他总感觉头晕乏力，还时不时胸闷。去医院检查后，结果显示他不仅血糖控制不佳，还患上了高脂血症。医生仔细诊断后，告诉张大叔，他这属于非单纯性高脂血症，是糖尿病引发的并发症，治疗起来十分棘手。

　　二人看病时正好遇到，自然聊起了各自的病情，这才发现他们虽然得了同一种病，但一个是单纯性高脂血症，一个是非单纯性高脂血症，这是为什么呢?

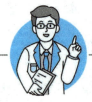

快问快答

问　**为什么高脂血症又分为单纯性和非单纯性呢?**

　　答：这主要是基于病因、血脂异常、具体表现等因素进行区分的。准确区分有助于医生精准判断病情，更有针对性地制订个性化治疗方案。

单纯性高脂血症，通常是指由单一的、比较明确的因素导致的血脂异常。比如，家族性高胆固醇血症主要是由基因缺陷导致细胞表面的低密度脂蛋白受体功能异常或数量减少，使得血液中的低密度脂蛋白胆固醇不能被正常代谢，最终导致其水平显著升高。单纯性高脂血症一般表现为单一的血脂成分异常，要么总胆固醇水平升高，要么甘油三酯水平升高。

非单纯性高脂血症，也叫继发性高脂血症，其病因往往较为复杂，通常由多种因素共同作用或继发于其他疾病。常见的继发性疾病有糖尿病、甲状腺功能减退症、肾脏疾病。另外，使用某些药物，如糖皮质激素、噻嗪类利尿剂等，也可能干扰脂质代谢，导致非单纯性高脂血症。非单纯性高脂血症的血脂异常表现往往更为复杂多样，可能会同时出现多种血脂成分的异常。例如，混合型高脂血症患者就会出现总胆固醇、甘油三酯水平都升高，高密度脂蛋白胆固醇降低，低密度脂蛋白胆固醇升高或正常的现象。

一般来说，单纯性高脂血症通过调整生活方式或使用单一类型的调脂药物就能取得较好的效果；而非单纯性高脂血症需要在治疗原发病的基础上，综合考虑多种因素，制定更全面、个性化的治疗策略。

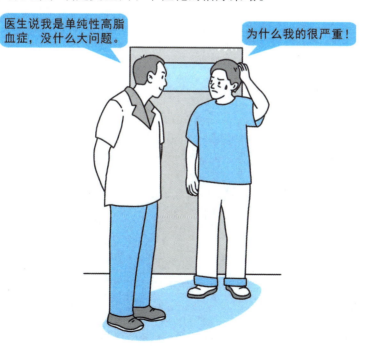

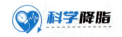

知识拓展

不良生活习惯有可能使血脂升高

　　生活中一些看似不起眼的小习惯就有可能对血脂产生巨大影响。比如，长期不吃早餐或晚餐，身体会误以为进入"饥饿模式"，从而降低基础代谢率，并且在午餐时更容易摄入过多热量，这样一来，脂肪堆积，血脂反而升高了。

原发性高血脂为何要特别对待？

20岁的晓峰是个热爱运动的阳光大男孩，可最近，他时常感到头晕，体育课上稍微剧烈运动一下，就心跳加速、气喘吁吁，还会隐隐胸痛。

晓峰的父母得知情况后，立刻带他去医院检查，结果发现晓峰的血脂指标异常，低密度脂蛋白胆固醇数值高得吓人，这已经严重影响到他的心血管系统。

结合晓峰的家族病史，医生判定晓峰属于原发性高血脂。由于发病年龄早，晓峰的血管在长期高负荷的血脂环境下，已经开始出现动脉粥样硬化的迹象。血管壁不再光滑，就像年久失修的水管，布满了"水垢"，导致血液流通不畅，心脏等器官得不到充足的血液供应，所以他才出现种种不适。

随即，医生开具了不少降脂药。妈妈看着那么多药，感到不解："晓峰还这么年轻，难道靠运动和饮食调理不行吗？"

医生说："那恐怕不行。像晓峰这种原发性高血脂是遗传因素导致的，和普通因生活习惯引起的高血脂不同，不能像普通患者那样简单调整饮食和运动就能改善。"

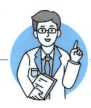

快问快答

问 **原发性高血脂究竟为何如此难缠，需要特别对待呢？**

答：原发性高血脂具有遗传特性强、发病隐匿性大、严重并发症风险高和治疗难度大等特点，因此需要特别对待。

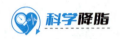

原发性高血脂具有很强的遗传倾向，常常呈现家族聚集性。这意味着一个家族中可能有多个成员受到影响，需要对整个家族进行血脂筛查和健康管理，以便早期发现和干预。

与继发性高血脂相比，原发性高血脂患者发病年龄往往较小，部分患者在儿童或青少年时期就可能出现血脂异常。由于发病早，患者心血管系统暴露于高血脂环境的时间更长，长期的高血脂状态会对血管、心脏等重要器官造成慢性损害，大大增加了早发心血管疾病的风险。

原发性高血脂在早期可能没有明显的症状，这种隐匿性容易使患者忽视病情，错过早期干预的最佳时机。

原发性高血脂患者发生心血管疾病的风险比正常人高出数倍，且病情往往更为严重，预后较差。除了心血管系统，还可能影响肝脏、胰腺等器官的正常功能，引发脂肪肝、胰腺炎等疾病，为治疗增加难度。

因此，原发性高血脂患者需要长期控制血脂，还要定期监测肝肾功能等指标，同时关注药物的不良反应，持续地优化生活方式，这对患者的依从性和医疗管理都提出了更高的要求。

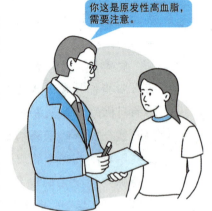

你这是原发性高血脂，需要注意。

知识拓展

家族性高胆固醇血症

家族性高胆固醇血症具有很强的遗传性，携带特定致病基因的人，往往在年轻时就会出现严重的高胆固醇血症。而且，这类患者的低密度脂蛋白受体根本无法正常识别和清除血液中的低密度脂蛋白胆固醇，导致胆固醇在血管壁堆积，有些人甚至在儿童时期就会出现动脉粥样硬化的早期迹象，比普通人患心血管疾病的风险高很多倍。

高胆固醇血症患者如何治疗？

经过基因检测以及一系列复杂的血脂代谢功能评估，晓峰最终被确诊为原发性高胆固醇血症，这是原发性高血脂中较为常见且棘手的一种类型。

医生向晓峰及其父母解释，晓峰体内的低密度脂蛋白受体基因发生了突变，使他的身体无法正常代谢血液中的低密度脂蛋白胆固醇，这才导致其胆固醇水平居高不下。这种病症和普通的高胆固醇血症不同，病情往往更为严重，发病年龄也更早。

晓峰妈妈听了十分忧心，急切地问道："那该怎么治疗呢？"

考虑到晓峰血管已经出现早期动脉粥样硬化迹象，且胆固醇数值严重超标，必须尽快采取措施降低胆固醇水平，以减少心血管疾病的发生风险。

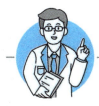

快问快答

问 高胆固醇血症患者如何治疗？

答：可以结合病情，进行个性化的诊疗方案。

对于高胆固醇血症，尤其是原发性高胆固醇血症来说，可以根据患者的具体情况，进行生活方式干预和药物治疗，必要时还可以进行血浆净化治疗和手术治疗。

首先，生活方式干预依然十分重要。患者需要严格控制饮食，彻底摒弃油炸食品、动物内脏等高胆固醇食物，增加富含膳食纤维的蔬菜、水果以及全

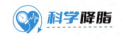

谷物的摄入。每天至少坚持 30 分钟的有氧运动，以此来提高身体代谢能力，辅助降低胆固醇。

其次，在药物治疗方面，医生针对患者的病情制订详细的用药计划。可以先使用强效他汀类药物，通过抑制肝脏内胆固醇合成的关键酶，从源头上减少胆固醇的产生。同时，密切监测患者的肝功能以及肌肉指标，确保用药安全。必要时，还可以适时联用依折麦布，通过抑制肠道对胆固醇的吸收，进一步降低患者的胆固醇水平。

如果经过一段时间的常规治疗后，病患的胆固醇水平仍无法得到有效控制，还可以考虑前沿的治疗手段，如进行血浆置换、血脂吸附等方法，直接清除血液中的胆固醇。如果患者存在胆道梗阻等导致胆固醇代谢障碍的器质性病变时，还可能需要通过手术解除梗阻，恢复正常的胆固醇代谢。

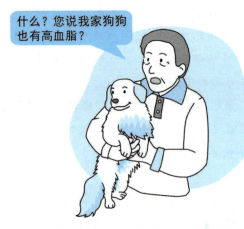

什么？您说我家狗狗也有高血脂？

知识拓展

动物也会遗传高血脂

人类不是唯一受原发性高血脂困扰的生物。一些品种的狗狗也会因遗传因素患上类似原发性高血脂的病症，表现为体内的脂质代谢同样出现问题，血液中胆固醇和甘油三酯水平升高，面临心血管疾病发生风险。

高甘油三酯血症患者如何治疗？

李大叔是一位 55 岁的货车司机，平时工作忙，生活作息极不规律。一日三餐常常在路边小餐馆随便对付，高油高盐食物成了他的日常饮食。闲暇之余，李大叔喜欢和朋友聚在一起，喝上几杯小酒，享受片刻放松。

最近，李大叔总感觉身体不舒服，时常感到头晕、乏力，腹部也隐隐作痛。休息一段时间后，症状不仅没有缓解，反而更加严重。于是，在家人的催促下，他来到医院做了全面检查。

检查结果显示，李大叔甘油三酯数值高达 6.8mmol/L，远超参考范围，但胆固醇正常，因此被诊断为高甘油三酯血症。医生进一步询问后发现，李大叔除了生活方式不健康，家族中还有糖尿病遗传史，他自己也在去年体检时发现血糖处于临界值。此外，李大叔本身体重超重，且患有轻度脂肪肝。

显然，李大叔的高甘油三酯血症并非单纯由某一种因素引起的，不健康的生活方式、家族遗传背景、超重和脂肪肝均对血脂代谢产生了不良影响。面对这种复杂的情况，该怎样制订诊疗方案呢？

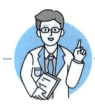

快问快答

问 高甘油三酯血症患者如何治疗？

答：高甘油三酯血症的治疗可采取个性化诊疗，主要降低甘油三酯水平，减少相关并发症风险。

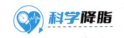
　　首先，饮食调整对高甘油三酯血症十分必要，减少动物油脂、油炸食品等饱和脂肪酸和反式脂肪酸的摄取对降低甘油三酯水平十分有效。还要增加不饱和脂肪酸摄入，可选择橄榄油、鱼油等富含 Omega-3 脂肪酸的食物。同时，控制碳水化合物的摄入。

　　其次，每周进行规律的有氧锻炼，至少 150 分钟，可有效分解脂肪，提高身体代谢率，降低甘油三酯水平。保持健康体重，将体重指数（BMI）控制在 18.5 ~ 23.9。减轻体重，特别是减少腹部脂肪堆积，可有效降低甘油三酯水平。同时，戒烟戒酒。

　　最后，调整生活方式要结合药物治疗。贝特类药物、烟酸类药物适用于高甘油三酯血症的治疗。高纯度的 Omega-3 脂肪酸制剂，也就是鱼油也可抑制肝脏合成甘油三酯，对轻度至中度高甘油三酯血症有一定疗效，安全性较好。

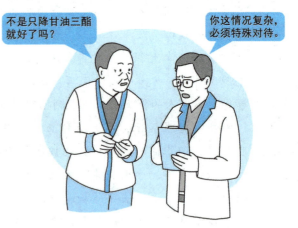

　　需要注意的是，由糖尿病、甲状腺功能减退等其他疾病引起的继发性高甘油三酯血症，要积极治疗原发病，随着原发病的控制，甘油三酯水平可能会随之下降。

知识拓展

咖啡的妙用

　　咖啡中的咖啡因除能提神醒脑外，还对高甘油三酯血症有一定影响。适量饮用咖啡能加速血脂代谢，咖啡中的某些成分还有助于提高胰岛素敏感性，进而间接影响甘油三酯的代谢。不过，如果咖啡喝法不当，如加入大量奶油和糖，或者过量饮用咖啡，则可能起到反作用。

只有高密度脂蛋白胆固醇低，需要治疗吗？

　　老张是一位50岁的公司职员，平时工作忙碌，经常加班熬夜，也不爱运动，闲暇时间就喜欢窝在沙发里看电视。最近单位组织体检，老张怀着忐忑的心情去做了各项检查。

　　体检报告出来后，老张发现自己的高密度脂蛋白胆固醇数值偏低，只有0.9mmol/L。他赶紧拿着报告去找医生咨询。医生详细询问了老张的生活习惯，得知他不仅长期熬夜、饮食不健康、缺乏运动，还有抽烟的习惯，每天大概要抽半包烟。不过，老张的血压、血糖都在参考范围，低密度脂蛋白胆固醇和甘油三酯数值也还算正常，身体平时也没有明显的不适症状。

　　最后，医生告诉老张，不用紧张，可以不用治疗，但仍需要注意，因为高密度脂蛋白胆固醇低也有可能增加心血管疾病发生的风险。老张刚要松一口气，听了医生的话又不免愁上心头：只有高密度脂蛋白胆固醇低，到底需不需要治疗？

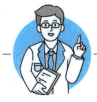

快问快答

问　**只有高密度脂蛋白胆固醇低，需要治疗吗？**

答：是否需要治疗不能一概而论，要综合多方面因素来判断。

　　高密度脂蛋白胆固醇又叫"好胆固醇"，主要功能是将胆固醇从周围组织转运到肝脏进行代谢，起到抗动脉粥样硬化的作用。"好胆固醇"低了，自然

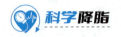

不是一件好事。尤其患者已经患有冠心病、脑卒中等心血管疾病，或者存在高血压、糖尿病、吸烟、肥胖、家族性高脂血症等多种心血管疾病高危因素，高密度脂蛋白胆固醇低会增加心血管疾病的发生风险和不良预后，通常需要进行治疗。治疗方法包括生活方式干预和必要时的药物治疗。

如果高密度脂蛋白胆固醇水平显著降低，如低于 0.9mmol/L，即使没有其他明显的心血管疾病或高危因素，也需要考虑进行药物治疗。

如果患者单纯高密度脂蛋白胆固醇轻度降低，且没有心血管疾病及其他高危因素，一般可以先不进行药物治疗，而是通过改善生活方式来进一步观察，如增加体育锻炼、戒烟限酒、控制体重、调整饮食结构等，并定期复查血脂，观察高密度脂蛋白胆固醇水平的变化。

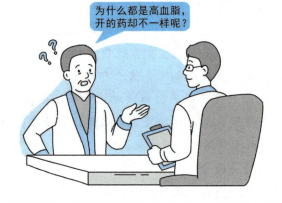

为什么都是高血脂，开的药却不一样呢？

知识拓展

个性化诊疗可避免过度治疗

个性化诊疗能有效避免对所有患者采用"一刀切"的治疗模式，能准确判断患者所需的治疗强度和方法，避免不必要的检查和治疗，减少医疗资源的浪费。如对于轻度高甘油三酯血症或高密度脂蛋白胆固醇低且无其他高危因素的患者，可先采用生活方式干预，而不是直接进行药物治疗。

糖尿病患者该怎样
降血脂?

李阿姨今年58岁,患糖尿病已有8年。这些年,她一直严格按照医嘱服药,平日里也很注意饮食,每天都会出门散步锻炼,血糖控制得还算不错。然而,最近李阿姨总感觉身体有些不对劲,时常感到头晕、乏力,视力也不如以前清晰了。

她心里有些不安,赶忙去医院做检查。一系列检查后,结果让李阿姨有些发愁。她的血糖虽然还算稳定,但血脂升高了,甘油三酯达到了 3.5mmol/L,低密度脂蛋白胆固醇也超出了参考范围。医生告诉她,长期的血脂升高会增加心血管疾病的发生风险。

李阿姨焦急地问医生:"我一直都很注意控制血糖,怎么血脂还会升高呢?我该怎么办才能把血脂降下来啊?"

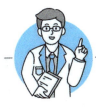

快问快答

问 **糖尿病患者该怎样降血脂?**

答:糖尿病患者降血脂是一个综合管理的过程,需要从生活方式调整、药物治疗等多方面入手。

一般来说,糖尿病患者血脂异常以甘油三酯升高、高密度脂蛋白胆固醇降低最为常见,且低密度脂蛋白胆固醇的结构和功能也可能发生改变,导致动脉粥样硬化作用增强。这是因为糖尿病患者胰岛素分泌低,造成胰岛素对甘油三酯的合成及分解代谢影响不均衡。这使一些医生在给糖尿病患者降血脂时多使用贝特类药物,即以降低甘油三酯水平为主。但从糖尿病患者高脂血症的发

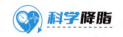

病机制来看，应首选能降低低密度脂蛋白胆固醇的他汀类药物，贝特类和烟酸类药物为辅。而且他汀类药物能有效降低 2 型糖尿病患者的血脂水平，同时对血糖无不良影响。

另外，患者还要严格控制血糖，这是糖尿病患者降血脂的基础。可以通过饮食控制、运动、降糖药物（包括口服降糖药和胰岛素）等，将血糖控制在目标范围内。一般糖化血红蛋白应控制在7%以下，具体目标可根据患者年龄、病程、并发症等情况进行个体化调整。

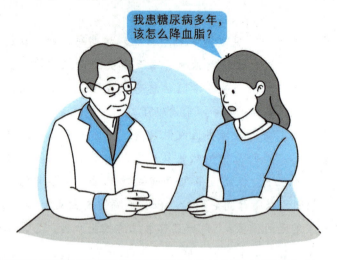

知识拓展

适量食用坚果

坚果通常被认为是健康食品，像杏仁、核桃等富含不饱和脂肪酸，有助于降低胆固醇。但糖尿病患者食用坚果要注意量，因为坚果热量较高，过量食用可能导致体重增加，反而不利于血脂和血糖控制。建议每天食用一小把（10 颗左右）坚果，既能获取有益的脂肪酸，又不会带来过大的热量负担。

高血压患者该怎样降血脂？

　　王大爷今年62岁，患高血压已有5年。平日里，他按时服用降压药，血压控制得还算稳定。王大爷的生活作息还算规律，就是饮食口味偏重，顿顿都离不开咸菜，还特别爱吃红烧肉这类油腻食物。闲暇时，也不爱出门活动，大部分时间坐在沙发上看电视、喝茶。

　　最近，王大爷总感觉头晕，比以往更疲惫，还时不时胸闷。家人不放心，陪他去医院检查。经过一系列检查，医生告知王大爷，他的血压虽然靠药物勉强维持在参考范围，但血脂升高了，甘油三酯达到 3.0mmol/L，低密度脂蛋白胆固醇也超出参考范围。医生严肃地说，高血压患者本身心血管疾病发生风险就高，现在血脂升高，更是雪上加霜。

　　王大爷一脸焦急地问医生："像我这种高血压患者该怎么做才能把血脂降下来啊？"

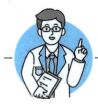

快问快答

问　高血压患者该怎样降血脂？

答：高血压患者应在更努力维持血压水平的同时，结合具体情况从生活方式的调整和药物干预方面降低血脂。

　　高血压与高血脂，就像一对"狼狈为奸"的"兄弟"，常常结伴出现。这是因为高血压使得血管壁长期承受过高压力，使血管内膜变得坑洼不平。血管内膜一旦受损，原本无法进来的胆固醇物质会像磁铁吸引铁屑一样吸附在血脂

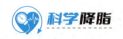

中，从而加速动脉粥样硬化进程。而且，在高血压状态下，身体的内分泌和代谢系统容易紊乱，会进一步加重血脂异常，使得甘油三酯升高、高密度脂蛋白胆固醇降低的情况更糟糕，血脂异常就这样变得难以控制。

针对高血压患者高血脂的特殊情况，解决办法也需有的放矢。在生活方式上，饮食调整是关键，要严格控制盐分摄入，同时减少饱和脂肪酸和胆固醇的摄入，如动物内脏、油炸食品等，多吃富含膳食纤维的食物，帮助清除多余胆固醇。坚持适量运动，可加快脂肪燃烧，促进血脂代谢。

药物治疗方面，他汀类药物堪称降低低密度脂蛋白胆固醇的"主力军"，能有效抑制胆固醇合成，稳定血管内的粥样斑块，防止其进一步恶化。对于血脂难以达标的患者，可联合依折麦布等药物，从不同途径降低血脂，从而降低心血管疾病的发生风险。

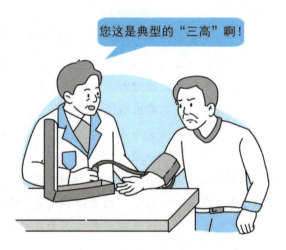

您这是典型的"三高"啊！

知识拓展

夜间修复大师

良好的睡眠能调节内分泌系统，让激素水平处于平衡状态，从而稳定血压。在这个过程中，身体的脂质代谢也会得到优化，甘油三酯合成减少，分解增加。良好的睡眠就像一个强大的夜间修复师，所以，高血压患者保证每晚7～8个小时的高质量睡眠，是稳定血压、降低血脂的"隐形法宝"。

甲状腺功能减退的高血脂患者该怎么治疗?

　　李女士今年 40 岁，近几个月，她总感觉身体不舒服。原本精力充沛的她，现在很容易疲惫，干什么都提不起劲，皮肤也变得干燥粗糙，体重还莫名其妙地增加了好几斤。李女士以为是工作压力大、生活不规律导致的，没太在意。但随着症状越来越严重，她在家人的劝说下，去了医院。

　　经过一系列检查，医生诊断李女士患有甲状腺功能减退症。在后续的治疗过程中，李女士一直按时服用药物。然而，一次复查时，医生发现她的血脂出现了异常，甘油三酯和低密度脂蛋白胆固醇都明显升高。医生告诉李女士，甲状腺功能减退会影响身体的代谢功能，其中就包括血脂代谢，所以甲状腺功能减退患者很容易出现血脂升高的情况。

　　李女士听后十分焦急，赶忙问医生：“那我该怎么把血脂降下来，又不影响甲减的治疗呢？”

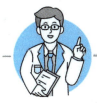

快问快答

问　**甲状腺功能减退的高血脂患者该怎么治疗？**

答：应针对甲状腺功能减退的情况综合降脂。

　　甲状腺功能减退（甲减）常伴有高血脂，治疗时需要先针对甲减治疗，如补充甲状腺激素。一般使用左甲状腺素钠片，根据患者的年龄、体重、心脏功能等情况确定初始剂量，然后根据甲状腺功能的复查结果调整剂量，目标是将

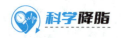

促甲状腺激素（TSH）、甲状腺激素水平恢复到参考范围，从而改善甲减引起的代谢紊乱，使血脂代谢也随之好转。

然后综合考虑饮食、运动、药物治疗，适时干预调脂。饮食上，减少饱和脂肪酸和胆固醇的摄入，增加膳食纤维的摄入，多吃蔬菜、水果、全谷物等。同时，规律运动，每周进行至少150分钟的中等强度有氧运动，也可适当进行力量训练，提高基础代谢率，改善血脂水平。

若生活方式干预后血脂仍不达标，需考虑药物治疗。他汀类药物能有效降低胆固醇，但在服用时要注意监测肝功能和肌酸激酶。以甘油三酯升高为主的患者，可选用贝特类药物，但需注意与他汀类药物联用时可能增加肝肾功能损害的风险。

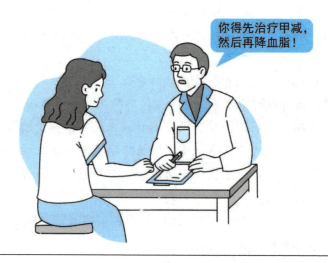

知识拓展

甲减对毛发的影响

甲减会影响毛囊的生长周期，导致毛发的生长速度变慢，变得干燥、脆弱，容易断裂和脱落。甲减不仅影响头发，还会影响眉毛、睫毛等身体其他部位的毛发，这是甲减患者比较典型的外在表现。

儿童高血脂患者
怎么治疗？

10岁的小明，是个活泼可爱的男孩儿，平时爱吃炸鸡、薯条，爱喝各种甜饮料。最近学校组织体检，本以为孩子身体很健康的小明爸妈，却收到了体检异常通知，小明的血脂水平偏高。

小明爸妈很是疑惑，这么小的孩子怎么会血脂高呢？于是带着小明去医院复查，医生仔细询问了家族病史，发现小明的爷爷患有家族性高胆固醇血症。结合各项检查结果，医生判断小明的高血脂可能与遗传因素有关，再加上他平时不健康的饮食习惯，更加重了血脂异常的情况。

医生严肃地告诉小明爸妈，儿童高血脂不容忽视，它可能会影响孩子血管的健康发育，增加罹患心血管疾病的风险。小明爸妈焦急地问道："这可怎么办呀？这么小的孩子，该怎么给他降血脂，会不会影响他的正常生长发育呢？"

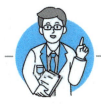

快问快答

问 儿童高血脂患者怎么治疗？

答：儿童高血脂的治疗和成人有所不同，考虑到遗传因素和儿童生长发育的需求，需要家长和孩子共同配合医生治疗。

儿童高血脂往往和遗传密切相关，如家族性高胆固醇血症就会让孩子一出生就面临血脂异常的问题。而且，孩子在成长过程中，不健康的生活方式，如高糖

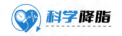
高脂饮食、缺乏运动，还会加重这一问题。此外，儿童身体还在生长发育阶段，血脂异常会悄无声息地影响血管健康，进而增加成年后患心血管疾病的风险。

考虑到这些特点，治疗儿童高血脂需要家长的全力配合，从饮食和运动上督促孩子。另外，由于儿童身体发育尚未成熟，使用降脂药物需要慎之又慎。一般情况下，只有在生活方式干预效果不佳，或者孩子存在严重的高血脂、有早发心血管疾病家族史等高危因素时，才会考虑药物治疗。而且，必须在医生的严格指导下进行。医生应当根据孩子的具体情况，权衡药物治疗的利弊，选择合适的药物和剂量。

同时，家长还需要关注孩子的心理健康，避免孩子因治疗产生过大的心理压力，影响正常的生活和学习。

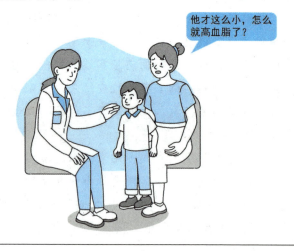

知识拓展

乳牙的秘密

儿童乳牙的萌出时间和顺序，能在一定程度上反映身体的整体代谢状况。若儿童营养代谢出现问题，如有维生素 D 缺乏型佝偻病的儿童，常因钙吸收不良，导致乳牙萌出延迟，萌出顺序紊乱。蛋白质代谢异常或缺乏足够的优质蛋白质，也会影响牙齿基质的形成，进而影响乳牙萌出。

高龄患者降血脂需要注意什么?

72岁的翟大爷，患有高血压、糖尿病、高血脂多年，每天都要服用好几种药物来控制病情。最近，翟大爷总感觉头晕得厉害，还时常觉得心慌、气短。家人放心不下，带他去医院做了全面检查。检查结果显示，翟大爷的血压和血糖勉强控制得还行，但血脂高得吓人，甘油三酯达到了3.5mmol/L，低密度脂蛋白胆固醇也远超参考范围。

医生详细询问了他的生活习惯后，严肃地告诉翟大爷及其家人，像这样的高龄患者，本身身体机能就有所下降，再加上长期的不良饮食习惯，还有各种基础疾病，这些因素相互作用，导致血脂很难控制。

翟大爷的家人一脸焦急地问医生："那该咋办呀? 年纪大了，身体毛病本来就多，不敢让他乱吃药，这该怎么降血脂呢?"

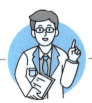

快问快答

问 **高龄患者降血脂需要注意什么?**

答: 高龄患者通常需要服用多种药物，如治疗心血管疾病、糖尿病、骨质疏松等的药物，这可能会导致患者出现用药依从性差的问题，因此需要家属从旁协助。

很多人认为，65岁以上的老年人患上"三高"很正常，且这种代谢类疾病治疗效果差，因此干脆放弃药物治疗。但其实对高龄高血脂患者实施适当的药物治疗能有效抑制动脉粥样硬化的发展，防止心脏病、脑卒中等风险性疾病的发生。

不过，高龄患者通常需要服用多种药物，如治疗心血管疾病、糖尿病、骨质疏松等的药物，这增加了药物相互作用的风险。在使用降血脂药物时，要详细告知医生正在服用的其他药物，好让医生做出调整。

高龄患者还容易出现用药依从性差的问题。家属要协助患者建立规律的服药习惯，如使用药盒将每天需要服用的药物按时间分好，提醒患者按时服药。

高龄患者对药物的耐受性较差，更容易出现药物不良反应。在使用降血脂药物初期，应从小剂量开始，逐渐增加剂量，密切观察患者的反应。

同时，高龄患者更应注意饮食和运动。饮食要营养均衡，运动强度不宜过大。

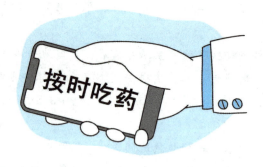

知识拓展

血脂与睡眠呼吸暂停

睡眠呼吸暂停综合征在老龄人群中并不少见，而它与高血脂有着密切的联系。睡眠呼吸暂停会导致身体反复出现缺氧和再氧合的过程，这种缺氧状态会影响脂肪代谢，促使血脂升高。同时，高血脂又会加重睡眠呼吸暂停的症状，最终形成一种恶性循环。

更年期女性该如何降血脂？

　　王女士今年 48 岁，近一年来，她明显感觉自己的身体状况大不如前。月经变得不规律，情绪也极不稳定，常常因为一点小事就大发雷霆，事后又懊悔不已。直到她的体重明显增加，她才意识到自己可能进入更年期了。

　　王女士一直口味偏重，喜欢吃油炸食品和甜食，尤其最近经常情绪崩溃，更对这些高热量食物欲罢不能。前几天单位组织体检，结果出来后，王女士被查出甘油三酯和低密度脂蛋白胆固醇都超出参考范围，被诊断为高血脂。

　　医生详细询问了王女士的症状和生活习惯后，告诉她，她正处于更年期阶段，体内激素水平的变化会影响血脂代谢，加上她原本不健康的饮食习惯和体重增加，多种因素叠加，导致了血脂升高。王女士焦急地问道："我现在该怎么办呀？更年期已经够难过的了，还怎么降血脂？"

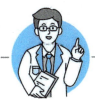

快问快答

问　**更年期女性该如何降血脂？**

答：更年期女性降血脂，需从调节激素水平、改善饮食结构、增加运动量、调节情绪以及积极管控合并疾病等多方面综合着手。

一般来说，人在 20 岁左右时，血脂水平相对稳定。但随着年龄的增长，

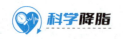

特别是到了 50 岁以后，女性的血脂水平会逐渐超过男性。这是因为女性在绝经后，体内雌激素水平下降，雌激素对血脂的调节作用减弱，导致血脂升高。因此，可适当考虑雌激素替代疗法，但需在医生的严格评估后进行，有乳腺癌、子宫内膜癌等病史或家族史的女性需谨慎使用。

更年期女性新陈代谢速度减缓，能量消耗减少，脂肪更容易堆积。因此要特别调整饮食结构，控制总热量摄入，减少高脂肪、高糖食物的摄取，每周进行至少 150 分钟的中等强度有氧运动，以提高新陈代谢，消耗多余脂肪。

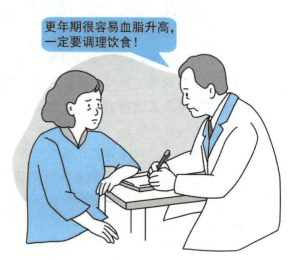

更年期很容易血脂升高，一定要调理饮食！

更年期女性还可以适当补充一些有助于调节情绪的营养素，如维生素 B6、维生素 E 等，对改善情绪和调节血脂可能会有一定帮助。

同时，更年期女性还要关注是否有合并高血压、糖尿病的情况，若有，必须及时干预治疗。

知识拓展

更年期女性为什么会有情绪病

更年期女性最明显的特点就是容易情绪失控，这是因为更年期前后，女性大脑中与情绪调节、认知等相关区域的灰质体积会有所减少，从而更容易出现情绪波动、记忆力下降等情况。不过，这种变化并非不可逆转，通过适当的锻炼和认知训练，大脑的功能可以得到一定程度的改善。

哪些人需要强化降脂治疗？

58岁的张先生，有着多年的吸烟史，烟瘾极大，每天至少要抽两包烟。他还患有2型糖尿病，虽然一直在接受治疗，但血糖控制得并不理想，时常出现波动。此外，高血压也困扰着他。

近期，张先生突然感觉胸口剧痛，伴有心悸、呼吸困难等症状，被紧急送往医院。经过一系列检查，被确诊为急性冠脉综合征，冠状动脉造影显示多支血管存在严重狭窄。医生告诉张先生，他的病情十分危急，需要立刻接受一系列治疗措施，其中就包括强化降脂治疗。

张先生满脸疑惑，向医生问道："医生，我不太明白，我不是心血管疾病吗？为什么要进行强化降脂治疗呢？我身边也有患有糖尿病、高血压的朋友，没听说过要这样治疗啊，到底哪些人需要像我这样进行强化降脂治疗呢？"

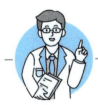

快问快答

问 哪些人需要强化降脂治疗？

答：一般来说，动脉粥样硬化性心血管疾病患者、糖尿病合并心血管危险因素者、极高危心血管疾病风险人群需要强化降脂治疗。

强化降脂治疗是指使用药物手段，将血脂水平降低到比一般治疗目标更为严格的程度，以更大程度地减少心血管疾病等不良事件发生风险的一种治疗策略。

强化降脂治疗以较大剂量或更强效的他汀类药物为主，通过抑制肝脏内

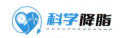

胆固醇合成的关键酶，减少胆固醇的合成，从而降低血脂水平。除他汀类药物外，有时也可联合使用其他降脂药物，如依折麦布，它可以抑制肠道对胆固醇的吸收，与他汀类药物协同作用，进一步降低血脂。此外，近年来新型的 PCSK9 抑制剂，也可通过抑制 PCSK9 蛋白，减少低密度脂蛋白胆固醇的分解代谢，也可用于强化降脂治疗。

在强化降脂治疗中，极高危患者的低密度脂蛋白胆固醇一般需降至 1.4mmol/L 以下，且较基线降幅超过 50%。高危患者通常要求低密度脂蛋白胆固醇降至 1.8mmol/L 以下，或较基线降幅超过 50%。

另外，一般希望高密度脂蛋白胆固醇能维持在 1.0mmol/L 以上；对于甘油三酯，一般建议控制在 1.7mmol/L 以下。但在某些情况下，如甘油三酯水平极高（≥ 5.65mmol/L）时，首要目标是降低甘油三酯以预防急性胰腺炎。

高脂血症的治疗

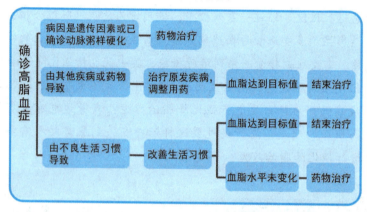

知识拓展

强化治疗存在性别差异

女性在使用他汀类药物进行强化降脂治疗时，比男性更容易出现药物相关的副作用，如肌肉疼痛等。但女性从强化降脂治疗中获得的心血管疾病风险降低的益处也更为显著，这可能与女性在绝经期前后的激素变化等因素有关。

后 记

　　血脂是人体血液中的关键成分，而血液在人体中的作用和流动路径又如同城市的交通系统，血脂水平的高低，直接关乎着身体能否正常运行。

　　如今，高血脂问题已成为威胁大众健康的严重隐患。无论是儿童还是更年期妇女，无论是青壮年还是老年人，高血脂已跨越年龄与性别的界限，渗透到各年龄阶段。

　　为此，本书深入剖析了高血脂的各类问题，从诊断方法到治疗策略、从日常饮食的巧妙搭配到运动锻炼的合理规划，全方位为读者呈现了调血脂的知识体系。无论是已被高血脂困扰的患者希望寻得有效改善之法，还是健康人群希望提前筑牢健康防线，都能从中汲取宝贵经验。了解这些知识，不仅能帮助我们在当下守护身体健康，还能为未来的生活奠定坚实的健康基石，让我们以更好的状态拥抱生活的每一刻。

一、高血脂的概念

　　血液在人体中犹如一条奔腾不息的河流，承担着运输氧气、营养物质以及代谢废物等重要使命。然而，血浆中并不单纯只有血液，还有几种类型的脂类物质，如胆固醇、甘油三酯、磷脂、脂肪酸等。这些脂类物质并非平白无故形成的，而是人们在饮食过程中形成的，即食物中的脂肪、油脂等经消化吸收，便进入血液形成血脂。人的肝脏等器官也能利用营养物质合成脂质并释放入血液。这意味着脂类物质在人体中并不是无用的垃圾，而是有着重要作用。事实上，有了脂类物质，人体才能储备能量，参与构成生物膜、合成激素等，维持人体的正常生理功能。

　　不过，脂类物质不溶于水，无法直接在血液中运输。为了实现运输，脂

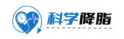

类物质会与载脂蛋白结合形成脂蛋白。脂蛋白又分为低密度脂蛋白和高密度脂蛋白，负责将机体中的胆固醇运输到全身各组织细胞，然后进行代谢。然而，当饮食中摄入过多的饱和脂肪酸和胆固醇时，肝脏会合成更多的低密度脂蛋白来运输这些脂质，导致血液中低密度脂蛋白水平升高。如果低密度脂蛋白水平超过了细胞的摄取和代谢能力，就会在血液中积聚，高血脂就这么来了。

（一）有关高血脂的几种定义

1. 血脂异常

人们所说的高血脂是个较为笼统的概念，医学上通常将高血脂称为血脂异常，是指血液中脂质成分的含量出现异常变化。从这方面来讲，血脂低了也算血脂异常，所以血脂异常并不能直接等同于高血脂。

2. 高脂血症

人们所说的高血脂，在医学上被称为高脂血症，是指血浆中胆固醇、甘油三酯、低密度脂蛋白胆固醇水平升高，高密度脂蛋白胆固醇水平降低。一般通过血液生化检查发现，当其中一项或多项指标超出参考范围时，即可诊断为高脂血症。例如，总胆固醇高于5.2mmol/L，甘油三酯高于1.7mmol/L，低密度脂蛋白胆固醇高于3.4mmol/L，高密度脂蛋白胆固醇低于1.0mmol/L，都属于血脂异常的范畴。

3. 高胆固醇血症

高胆固醇血症是指成年人空腹血清（血浆），仅胆固醇水平增高，高于等于5.72mmol/L。因此，高胆固醇血症属于高血脂的一种。

4. 高甘油三酯血症

高甘油三酯血症是指成年人空腹血清（血浆），仅甘油三酯增高，超过1.7mmol/L。虽然只有甘油三酯升高，但它也属于高血脂的一种。

5. 低高密度脂蛋白血症

低高密度脂蛋白血症是指血液中高密度脂蛋白胆固醇水平低于参考范围，一般男性小于1.0mmol/L，女性小于1.3mmol/L即可诊断。

不过，血脂水平的参考范围可能因检测方法、检测仪器以及实验室标准的不同而略有差异。

（二）高血脂的分类

了解了以上概念，我们可以将不同定义的血脂异常统称为高血脂。根据高血脂发病原因的不同，可以将其分为原发性高血脂和继发性高血脂。

1. 原发性高血脂

原发性高血脂主要与遗传因素有关，通常由基因缺陷导致脂质代谢相关的酶、受体或载脂蛋白异常引起，导致身体对血脂的代谢、转运等出现障碍，从而引发血脂升高。比如，家族性高胆固醇血症就是由于低密度脂蛋白受体基因突变，导致肝脏对低密度脂蛋白胆固醇的摄取和清除能力下降，引起血液中胆固醇水平显著升高。

原发性高血脂也与环境因素及生活方式有关，如高热量、高脂肪、高糖饮食，运动量不足，吸烟、酗酒等不良生活习惯，都可能使体内脂质代谢失衡，导致血脂升高。

2. 继发性高血脂

继发性高血脂多由其他疾病或药物引起。比如，糖尿病患者，胰岛素分泌不足或作用缺陷，可导致脂肪分解加速，游离脂肪酸释放增加，肝脏合成甘油三酯增多；甲减患者，甲状腺激素分泌减少，可使肝脏对低密度脂蛋白胆固醇的代谢清除减慢，引起胆固醇升高；肾病综合征患者，大量蛋白质从尿中丢失，肝脏代偿性合成蛋白质增加，其中包括脂蛋白，可使血液中胆固醇和甘油三酯水平升高。

某些药物也会干扰脂质代谢，导致血脂异常。比如，糖皮质激素可促进脂肪分解，增加肝脏脂肪酸和甘油三酯的合成；噻嗪类利尿剂可使血容量减少，促进肝脏合成胆固醇和甘油三酯；β 受体阻滞剂可能通过影响脂蛋白脂肪酶活性等机制，升高甘油三酯，同时降低高密度脂蛋白胆固醇。

二、高血脂的症状表现和诊断方法

（一）高血脂的症状表现

高血脂具有较强的隐匿性，因此在早期没有明显特异性症状时，患者大多是偶然体检或检查其他病症时发现的。一旦出现以下明显的症状表现，一般说明病情已经深入发展。

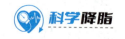

1. 黄色瘤

黄色瘤是高血脂较为典型的皮肤表现，是由于脂质在皮肤内沉积形成的。比如，睑黄瘤，即眼睑周围出现的淡黄色扁平丘疹，稍微隆起，边界清晰，常对称分布，多见于上眼睑的内眦部位。还有肌腱黄色瘤，可发生在跟腱、手、足背肌腱等部位，表现为圆形或椭圆形的结节，质地较硬。

2. 掌纹改变

手掌的大鱼际、小鱼际或手指间的掌纹处出现黄色或橘黄色的条纹时，这有可能是血脂异常导致的脂质在皮肤下沉积的一种表现。

3. 角膜老年环

角膜老年环若发生在 40 岁以下的人身上，那么多与高血脂有关。表现为角膜边缘出现一圈灰白色或淡黄色的环状混浊，宽 1～2mm，最初出现在角膜上下方，逐渐发展成环形。这是脂质沉积在角膜基质层内所致。

4. 胸闷胸痛

当高血脂导致动脉粥样硬化，引起冠状动脉狭窄时，心肌供血不足，可出现胸闷、胸痛症状。通常在体力活动、情绪激动等情况下诱发，疼痛可向左肩、左臂内侧等部位放射，休息或含服硝酸甘油后可缓解。

5. 心悸

长期高血脂有可能导致心脏结构和功能改变，如心肌肥厚、心律失常等，患者可感到心悸，即自觉心跳异常，如心动过速、过缓、不齐等。

6. 头晕乏力

高血脂使血液黏稠度增加，血流速度减慢，大脑等重要器官供血不足时，就会引起头晕、乏力症状，常表现为持续性的头部昏沉感，活动后加重，还伴有记忆力减退、注意力不集中等。

7. 腹痛

严重的高甘油三酯血症，可能会诱发急性胰腺炎，出现剧烈腹痛，常位于上腹部，可向左腰背部放射，伴有恶心、呕吐等症状。

（二）高血脂的诊断方法

由于以上症状并非高血脂所特有，不能仅凭症状来判断是否患有高血脂，定期进行血脂检测是尽早发现高血脂的重要方法。

1. 血脂检测

血脂检测指标主要包括总胆固醇（TC）、甘油三酯（TG）、低密度脂蛋白胆固醇（LDL-C）、高密度脂蛋白胆固醇（HDL-C）等。其中，LDL-C 被视为评估心血管疾病风险的重要指标，HDL-C 则有一定的心血管保护作用，而TC 和 TG 水平也是反映血脂状况的关键指标。

一般要求患者在禁食 12 ～ 14 个小时后进行。这样可以确保检测结果能准确反映患者的基础血脂水平，避免饮食因素对血脂指标的影响。

成年人空腹血清（浆）中，TC ≥ 5.2mmol/L，TG ≥ 2.3mmol/L，LDL-C ≥ 4.1mmol/L，HDL-C < 1.0mmol/L（男性）或 < 1.3mmol/L（女性），可诊断为高血脂。

2. 病史采集

了解患者是否患有可能导致继发性高血脂的疾病，如糖尿病、甲减、肾病综合征、肝脏疾病等。这些疾病与血脂代谢密切相关，存在相关病史可能增加高血脂的发病风险。

询问家族中是否有早发心血管疾病患者，以及是否有家族性高脂血症病史。家族性高脂血症具有遗传倾向，若家族中有相关病史，患者患高血脂的可能性会显著增加。

三、高血脂的管理和治疗

高血脂就像身体里的"潜伏者"，看似悄无声息，却有着不容忽视的危害。血脂长期高悬不下一定会增加患心脑血管疾病的风险。正因如此，及早发现并对其进行干预和治疗，显得至关重要。

不过，高血脂的特性决定了患者可以靠自我管理来合理调脂，尤其对于由不良生活习惯导致的生理性血脂偏高，患者完全可以通过调整饮食和改变生活方式来调脂。

在饮食上，必须放弃那些油腻、高盐的食物，可以用粗粮代替细粮，用凉拌菜代替炒菜；改煎、炒、炸的烹饪方式为蒸、煮、涮；戒掉肥肉，改吃精肉、瘦肉；多吃深海鱼类。其实，一盘色彩斑斓的蔬菜沙拉，足以为机体带来丰富的维生素、矿物质和膳食纤维，帮助清理体内的"垃圾"，进而降低血脂。

同时，适量的运动也是必不可少的。每天抽出一点时间，去公园散散步、慢跑一会儿，或者去健身房挥洒汗水，让身体动起来，不仅能加速脂肪的燃烧，还能让我们的身心充满活力，保持良好的体重，为血脂的稳定打下坚实的基础。

如果改善饮食和增加运动已经不能起到良好的降脂效果，还可以在专业医生的指导下及时用药，他汀类和贝特类常用药物能够精准地作用于脂质代谢的各个环节，有效地降低血脂水平。

药物治疗的同时，还要关注心理健康，早睡早起，规律作息，平稳情绪，好的心情能让治疗更有效。其实高血脂并不可怕，只要用心管理，积极治疗，一定能够战胜它，重新拥抱健康、美好的生活。